云南省高等学校"十二五"规划教材

高 等 医 药 院 校 教 材

系统解剖学

学习指导及同步练习

XITONG JIEPOUXUE XUEXIZHIDAO JI TONGBU LIANXI

主　审◎李文明

主　编◎王艳秋　黄素群

副主编◎曹园园　严志文

编　委◎（以姓氏笔画为序）

于　洋　刘　龚　孙丽丽

周　璟　夏　芫　黄　微

程建军

编　者◎（以姓氏笔画为序）

刘锦峰　孙德鹏　李　清

杲　云　赵晓明　缪　然

四川大学出版社

责任编辑:唐　飞
责任校对:龚娇梅
封面设计:墨创文化
责任印制:王　炜

图书在版编目(CIP)数据

系统解剖学学习指导及同步练习 / 王艳秋,黄素群
主编. —成都:四川大学出版社,2017.8
　　ISBN 978-7-5690-1042-8

　　Ⅰ.①系⋯　Ⅱ.①王⋯　②黄⋯　Ⅲ.①系统解剖学-
医学院校-教学参考资料　Ⅳ.①R322

中国版本图书馆 CIP 数据核字（2017）第 196920 号

书名　**系统解剖学学习指导及同步练习**

主　　编	王艳秋　黄素群
出　　版	四川大学出版社
地　　址	成都市一环路南一段24号 (610065)
发　　行	四川大学出版社
书　　号	ISBN 978-7-5690-1042-8
印　　刷	郫县犀浦印刷厂
成品尺寸	185 mm×260 mm
印　　张	12.75
字　　数	330 千字
版　　次	2017 年 8 月第 1 版
印　　次	2019 年 1 月第 2 次印刷
定　　价	34.50 元

◆ 读者邮购本书,请与本社发行科联系。
　电话:(028)85408408/ (028)85401670/
　(028)85408023　邮政编码:610065
◆ 本社图书如有印装质量问题,请
　寄回出版社调换。
◆ 网址:http://press.scu.edu.cn

前　　言

在本科、专科教学中，为适应医学教育改革和发展的需要，我们结合昆明医科大学海源学院系统解剖学的教学现状，坚持理论联系实际，根据多年的教学实践经验，编写了《系统解剖学学习指导及习题集》。

系统解剖学是研究正常人体器官的位置、形态、结构的一门学科，是一门重要的基础医学课程，其为学习其他基础医学课程和临床医学课程奠定了形态学基础。医学名词的30％以上都来源于解剖学，可以说没有解剖学就没有医学。

人体解剖学名词繁多，结构复杂，层次细致，难以理解和记忆。为了让医学生学好医学的第一门课程，本书对一些重点、难点内容采用口诀记忆法、比较记忆法、共性记忆法、动态记忆法、联系记忆法等帮助学生进行理解、记忆，是一本不可多得的参考书。

本书涵盖各章节内容的目的要求、标本教具、学习难点、学习内容、测试题（名词解释、A型选择题、X型选择题、填空题、问答题、综合题）、参考答案。旨在提高学生分析问题、解决问题的能力和独立思考的能力，同时也达到检测学习效果和应对各类考试的目的。

本书编写过程中得到了昆明医科大学海源学院各位同仁的帮助，同时也参考了大量的书籍材料，选用了部分试题，在此表示衷心的感谢。

在本书中，运动系统第一章骨由杲云编写，第二章骨连接由孙丽丽编写，第三章肌学由刘龚编写。内脏学第一章总论及第二章消化系统由夏芫编写，第三章呼吸系统及第四章泌尿系统由周璟编写，第五章生殖系统第一节男性生殖系统由赵晓明编写，第二节女性生殖系统由刘龚编写。脉管系统由王艳秋编写。感觉器的第一章视器由程建军编写，第二章前庭蜗器由于洋编写。神经系统第一章总论及第二章中枢神经系统由黄素群编写，第三章周围神经系统及第四章神经系统的传导通路由曹园园编写，第五章脑和脊髓的被膜、血管、脑脊液循环以及内分泌系统由李清编写。标本教具使用情况的编写得到了严志文、刘锦峰两位老师的大力支持。

由于水平有限，本书难免存在不足之处，敬请读者提出宝贵意见及建议。

黄素群　王艳秋

2015 年 7 月

学生实验规则

1．学生必须准时进入实验室，不得缺席、迟到、早退。迟到 15 分钟者教师有权不让其进入实验室上课，并按旷课处理。

2．上实验课前学生要认真预习，仔细阅读学习指导，明确实验目的，了解实验原理、方法和步骤，充分做好准备工作。

3．进实验室应穿工作服。个别实验室应根据需要更换拖鞋后方能入室。

4．要保持实验室的安静及整洁。在实验室内不得高声谈笑，不准吸烟，不随地吐痰，不随地乱丢纸屑杂物，不得使用手机等电子设备。

5．做实验时应思想集中，严格遵守操作规程，认真观察、仔细测试，如实记录实验数据或绘图，积极思考和分析，不抄袭他人的实验记录或报告，做到五多（多观察、多触摸、多思考、多联系、多总结），克服三怕（怕脏、怕气味、怕触摸标本）。

6．实验中未经指导教师许可不动用与本实验无关的仪器设备，不乱用其他组的仪器、工具和实验材料。

7．学生在操作实验中要注意安全。损伤物品，照价赔偿。

8．爱护实验室内各种仪器设备、标本、模型、挂图等公共财物。未经指导教师同意不得擅自携带出室外。

9．尊重遗体，爱护标本，禁止拍照、摄像。

10．实验结束时，做好清洁整理工作。标本、模型看后应放回原位或用湿布覆盖，注意小心轻放，勿损伤血管、神经；离开实验室时应关好门、窗、水、电，经指导教师或实验员检查合格后方可离开。

目　　录

第一篇　运动系统

第一章　骨

【目的要求】

1. 掌握骨的分类、构造。
2. 掌握椎骨的一般形态以及各部椎骨的主要特征。
3. 掌握胸骨的分部和胸骨角的临床意义。
4. 掌握全身重要的骨性标志的名称、作用及临床意义。
5. 掌握脑颅和面颅各骨的名称、颅底的内面观及新生儿颅的特征和变化。
6. 掌握上、下肢骨的位置，名称及一般形态。
7. 熟悉肋的组成及形态结构。
8. 熟悉腕骨、跗骨的名称、位置及排列。
9. 了解骨的理化性质。

【标本教具】

1. 骨学各部标本。
2. 煅烧骨及脱钙骨标本。
3. 完整骨架标本。
4. 颅骨标本、颅骨的完整及分离模型。
5. 骨各部挂图。

【学习难点】

1. 各部椎骨的主要特征。
2. 脑颅和面颅各骨的形态。
3. 颅的整体观（颅底内面观）。

【学习内容】

第一节　概　述

一、骨的分类

正常成人共有 206 块骨。按部位可分为颅骨、躯干骨和四肢骨三部分，按形态可分为长骨、短骨、扁骨、不规则骨，详见下表。

1

分类	形态	功能	分布	举例
长骨	长管状	起杠杆作用	四肢	肱骨、股骨
短骨	立方形	能承受较大的压力	腕、踝部	腕骨、跗骨等
扁骨	板状	围成骨腔，保护器官	头、胸部	顶骨、肋骨
不规则骨	不规则	功能多样，起共鸣作用（含气骨）	脊柱、颅底	椎骨、颞骨、上颌骨

二、骨的构造与功能

构造		特点与功能
骨质	骨密质	由紧密排列的骨板层构成，构成长骨骨干，抗压、抗扭曲能力强，分布于骨的表层
	骨松质	由许多板状骨小梁交织排列而成，呈海绵状，主要分布于骺、扁骨和不规则骨内，其中颅盖骨的松质称为板障
骨膜	骨外膜	有成骨细胞和破骨细胞，具有产生新骨和破骨的作用
	骨内膜	衬于骨髓腔内面和骨松质的腔隙内
骨髓	红骨髓	具有造血作用，胎儿及幼儿的骨内全是红骨髓，成人仅存于骨松质腔隙内
	黄骨髓	含大量脂肪组织，无造血功能，若患某种贫血症时，可转化为红骨髓造血

三、骨的化学成分及物理性质

	比例	成分	主要作用
有机物	占骨重量的1/3	胶原纤维束和黏多糖蛋白	构成骨的支架，赋予骨弹性和韧性，使骨具有基本形态
无机物	占骨重量的2/3	以碱性磷酸钙为主的无机盐类	使骨挺硬坚实

四、不同年龄骨化学成分的比例

	幼儿	成年	老年
有机物	5	3	2
无机物	5	7	8
骨折情况	遇暴力折而不断，称"青枝状骨折"	骨质韧而坚硬	稍受暴力易骨折

第二节　躯干骨

一、躯干骨（成年人）的组成

躯干骨	脊柱					胸骨	肋	合计
	颈椎	胸椎	腰椎	骶骨	尾骨			
数量	7	12	5	1	1	1	24	51

二、椎骨

1. 椎骨的一般形态：

椎骨	椎体		位于前部，呈短圆柱形
	椎孔		由椎体和椎弓共同围成，组成椎管
	椎弓 （位于后部）	椎弓根	椎上切迹
			椎下切迹
		椎弓板	
		突起 （7个）	棘突（1个）：向后或后下
			横突（1对）：向外或后外
			上关节突（1对）：向上
			下关节突（1对）：向下

椎骨一般形态的记忆口诀：一体一弓七突起。

2. 各部椎骨的形态特点：

名称	椎体	横突	棘突
颈椎	小，呈鞍状	有横突孔	短，水平向后，分叉
胸椎	中等大，呈心形	有肋凹	长，斜向后下
腰椎	大，呈肾形	粗大	短，粗大，呈板状

三、胸骨

胸骨的构成 $\begin{cases} 胸骨柄 \\ 胸骨体 \\ 剑\ \ 突 \end{cases}$

胸骨角：为胸骨柄和胸骨体连结处，形成微向前突的角，在体表可扪及。其侧方连第2肋软骨，是计数肋骨的主要骨性标志，向后正对第4胸椎下缘。

四、肋

$$肋 \begin{cases} 肋骨 \begin{cases} 分类：真肋（第 1\sim7 对）、假肋（第 8\sim10 对）、浮肋（第 11\sim12 对）\\ 结构：肋头、肋颈、肋结节、肋角、肋体、肋沟 \end{cases}\\ 肋软骨 \end{cases}$$

五、躯干部的骨性标志

名称	位置	临床意义
颈静脉切迹	胸前上部胸骨柄上缘凹陷处	触摸气管的体表位置，急救时可在此行气管切开术
胸骨角	胸骨柄与胸骨体相接处形成向前微凸的角	两侧平对第 2 肋软骨，是肋骨计数的重要标志
剑突	在胸骨下端，两侧肋弓构成的胸骨下角内	
肋弓	为胸廓前壁的下缘，由内上斜向外下，其下方为腹壁	
第 7 颈椎棘突	低头时颈部凸起最明显处，约平对肩	计数椎骨的重要标志
第 4 腰椎棘突	与髂嵴最高点相平	其他腰椎棘突可依此计数
骶角	是第 5 骶椎的下关节突	临床上以此来确定骶管裂孔的位置

第三节　颅

一、颅的组成

名称	成对	不成对
脑颅骨（8 块）	顶骨、颞骨	额骨、枕骨、蝶骨、筛骨
面颅骨（15 块）	鼻骨、泪骨、下鼻甲、上颌骨、颧骨、腭骨	下颌骨、犁骨、舌骨

二、颅的整体观

1. 顶面观：

$$骨缝 \begin{cases} 冠状缝——额、顶骨之间\\ 矢状缝——左、右顶骨之间\\ 人字缝——枕、顶骨之间 \end{cases}$$

2. 后面观：枕外隆凸、乳突和上项线。

3. 侧面观：翼点是额、顶、颞、蝶四骨会合处，骨质薄弱，内面有脑膜中动脉前支通过，若该处骨折，易损伤动脉而形成颅内血肿。

4. 颅底内面的孔（裂、管）名称及通过的结构：

分部	名称	位置	通过的结构
颅前窝	筛孔	筛骨筛板	嗅神经
颅中窝	视神经管	蝶骨	视神经
	眶上裂	蝶骨	动眼神经、滑车神经、展神经和三叉神经的眼神经
	圆孔	蝶骨	三叉神经的上颌神经
	卵圆孔	蝶骨	三叉神经的下颌神经
	棘孔	蝶骨	脑膜中动脉
	破裂孔	蝶骨、颞骨、枕骨	颈内动脉
颅后窝	内耳门	颞骨岩部	面神经、前庭蜗神经、内听动脉
	颈静脉孔	颞骨岩部与枕骨间	舌咽神经、迷走神经、副神经、颈内静脉
	舌下神经管内口	枕骨	舌下神经
	枕骨大孔	枕骨	延髓与脊髓交界处，椎动脉

5. 鼻旁窦（鼻窦）的名称、位置和开口部位：

名称	位置	开口部位
额窦	额骨体内	中鼻道
筛窦（前、中、后群）	筛骨迷路	前组和中组开口于中鼻道，后组开口于上鼻道
蝶窦	蝶骨体内	蝶筛隐窝
上颌窦	上颌骨体内	中鼻道的半月裂孔

6. 翼腭窝的交通：

向前——眶下裂——眶

向后——翼管——破裂孔

向上——圆孔——颅中窝

向下——翼腭管——口腔

向内——蝶腭孔——鼻腔

向外——翼腭裂——颞下窝

7. 颅的骨性标志：

名称	位置
乳突	耳廓后面的骨性隆起
颧弓	耳前方的骨性弓
下颌角	下颌体下缘的后端
下颌头	位于耳廓前、颧弓的下方，做张口闭口运动时，下颌头向前、后移动
枕外隆凸	头后正中线处的骨性隆起
眶缘	为眶的上、下骨性边界
眉弓	眶上缘内侧半上方的隆起
舌骨	在颈前区、甲状软骨的上方

第四节　四肢骨

肢带骨		上肢骨	下肢骨
肢带骨		肩胛骨、锁骨	髋骨
自由肢骨	近侧部	臂：肱骨	大腿：股骨
	中间部	前臂：桡骨、尺骨	小腿：胫骨、腓骨
	远侧部	手：腕骨、掌骨、指骨	足：跗骨、趾骨、跖骨

一、上肢骨

1. 肩胛骨（三角形扁骨）的形态：

肩胛骨	三角	外侧角——有梨形关节面，称关节盂
		上角——平对第 2 肋
		下角——平对第 7 肋
	三缘	内侧缘——脊柱缘，薄长
		外侧缘——腋缘，肥厚
		上缘——有肩胛切迹
	二面	前面——肩胛下窝
		后面——肩胛冈、冈上窝、冈下窝
	两个骨突	肩峰——在肩胛冈的外侧端，是肩部的最高点
		喙突——在肩胛切迹的外侧

2. 腕骨的记忆口诀：

从近侧列到远侧列，从桡侧到尺侧：舟月三角豆，大小头状钩。

3. 上肢骨的骨性标志：

名称	位置
锁骨	全长均可摸到
肩胛冈	自肩峰向背部可摸到全长，其内侧平第 3 胸椎棘突
肩峰	在肩部的外上方
喙突	在锁骨中、外 1/3 交界处的下方，深按时可摸到
肩胛骨上角	平对第 2 肋，可作为背部计数肋骨的标志
肩胛骨下角	平对第 7 肋，可作为背部计数肋骨的标志
肱骨大结节	位于肩峰的下方
内上髁	在肘关节内侧的稍上方，突起明显
外上髁	在肘关节外侧的稍上方

名称	位置
桡骨头	在肘后，肱骨外上髁的下方，回旋前臂时，桡骨头在转动
桡骨茎突	低于尺骨茎突，在"鼻烟窝"上方可摸到
尺骨鹰嘴	在肘后，伸肘时刚好在肱骨内，外上髁连线的中点，屈肘时此三点呈等腰三角形
尺骨茎突	前臂旋前时，于尺骨头下方可摸到
腕桡侧隆起	由舟骨、大多角骨结节构成，在腕前桡侧
腕尺侧隆起	由豌豆骨、钩骨构成，在腕前尺侧

二、下肢骨

1. 肱骨和股骨相应结构的比较：

名称	上端				体	下端			
肱骨	头	颈	解剖颈、外科颈	大结节、小结节	三角肌粗隆	滑车	小头	内上髁、外上髁	桡窝、冠突窝、鹰嘴窝
股骨	头	颈		大转子、小转子	臀肌粗隆	内侧髁	外侧髁	内上髁、外上髁	髁间窝

2. 跗骨的记忆口诀：

距下有跟前接舟，舟前三楔外侧骰。

3. 下肢骨的骨性标志：

名称	位置
髂嵴	两侧髂嵴最高点的连线平第 4 腰椎棘突尖
髂前上棘	髂嵴前端
髂后上棘	髂嵴后端
耻骨结节	耻骨联合外侧
坐骨结节	为坐骨最低处，坐时与凳面接触
股骨大转子	股上部外侧，当外旋髋关节时可摸到在皮下转动的大转子
髌骨	位于膝关节前方
胫骨粗隆	髌骨下缘四横指处，伸膝时显而易见
胫骨前嵴	胫骨前方的一条锐嵴，其上 2/3 位于皮下，易摸到
内踝	踝关节内侧的隆起
腓骨头	为腓骨上端
外踝	踝关节外侧的隆起，低于内踝
跟骨结节	足跟处
舟骨粗隆	内踝的前下方

测试题

骨学总论、躯干骨

一、名词解释

1. 骨髓　2. 骨质　3. 胸骨角　4. 骨膜　5. 椎间孔

二、选择题

A 型题（只有一个正确选项）

1. 下列关于骨的叙述，正确的是（　　）。
　　A. 又称骨骼　　　　　　　　B. 由骨组织构成
　　C. 构成人体的支架和外形　　D. 没有再生能力
　　E. 成人共有 206 块
2. 下列各骨中，不属于长骨的是（　　）。
　　A. 桡骨　　　B. 肋骨　　　C. 指骨　　　D. 距骨　　　E. 股骨
3. 骨的构造包括（　　）。
　　A. 骨膜、骨质、骨髓　　　　B. 骨膜、骨松质、骨密质
　　C. 骨松质、骨密质、骨髓　　D. 骨膜、红骨髓、黄骨髓
　　E. 骨膜、骨密质、骨髓
4. 下列关于骨膜的叙述，正确的是（　　）。
　　A. 呈囊状包裹骨的表面　　　B. 包被骨的表面，但骨的关节面无骨膜
　　C. 由上皮组织构成　　　　　D. 与骨的再生无关
　　E. 以上都不对
5. 下列关于骨髓的叙述，正确的是（　　）。
　　A. 仅见于长骨骨髓腔内　　　B. 红骨髓无造血功能
　　C. 黄骨髓具有造血功能　　　D. 重度贫血时，黄骨髓可转化为红骨髓
　　E. 胎儿的骨髓均为黄骨髓
6. 下列各骨中，属于典型长骨的是（　　）。
　　A. 胸骨　　　B. 肋骨　　　C. 指骨　　　D. 距骨　　　E. 跟骨
7. 下列有关长骨的描述，正确的是（　　）。
　　A. 是指所有形状长的骨　　　B. 是具有一体两端的骨
　　C. 骨干内具有含气的腔　　　D. 肋骨属于典型长骨
　　E. 骨干与骺相邻的部分称干骺端
8. 下列关于椎骨的叙述，正确的是（　　）。
　　A. 一般由椎体和椎弓组成　　B. 颈椎均有椎体
　　C. 第 7 颈椎又称寰椎　　　　D. 胸椎的横突有孔
　　E. 腰椎的棘突细长

9. 下列关于颈椎的叙述，正确的是（　　　）。

    A. 都有椎体

    B. 横突孔只存在于第 1～6 颈椎

    C. 第 1～6 颈椎棘突末端均分叉

    D. 椎弓均发出 7 个突起

    E. 第 6 颈椎横突末端前方有颈动脉结节

10. 下列关于胸椎的叙述，正确的是（　　　）。

    A. 第 1 胸椎有横突孔　　　　B. 椎体粗大，横断面呈肾形

    C. 棘突特别短　　　　D. 横突肋凹与肋结节相关节

    E. 关节突的关节面都呈水平位

11. 临床骶管麻醉时确定骶管裂孔的标志是（　　　）。

    A. 骶岬　　　B. 骶角　　　C. 骶前孔　　　D. 骶后孔　　　E. 骶正中棘

12. 下列关于胸骨的叙述，正确的是（　　　）。

    A. 分为胸骨体和胸骨柄两部分

    B. 上缘有一颈静脉切迹

    C. 胸骨体与第 1～7 肋相连

    D. 成人胸骨体内含有黄骨髓

    E. 上述全对

13. 下列关于骶骨的叙述，下列正确的是（　　　）。

    A. 由 5 块骶椎融合而成

    B. 骶角可以在体表摸到

    C. 骶管裂孔是椎管向后的开口

    D. 耳状面是粗糙的关节面

    E. 上述全对

14. 下列关于肋的描述，下列说法不正确的是（　　　）。

    A. 共有 12 对

    B. 分真肋和假肋两种

    C. 肋结节与胸椎横突肋凹相关节

    D. 肋体内面近下缘处有肋沟

    E. 肋骨不是长骨

15. 下列关于板障的描述，正确的是（　　　）。

    A. 是存在于扁骨内的松质骨　　B. 存在于胸骨和肋骨

    C. 是存在于短骨内的松质骨　　D. 只存在于颅骨内

    E. 存在于长骨的两端

16. 椎弓和椎体围成（　　　）。

    A. 椎间孔　　　B. 横突孔　　　C. 椎孔　　　D. 椎骨上、下切迹　　　E. 椎管

17. 下列关于胸骨角的描述，正确的是（　　　）。

    A. 向后平对第 4 胸椎体上缘　　B. 与第 3 肋软骨相接

    C. 参与构成胸锁关节　　　D. 两侧平对第 2 肋

E. 与肩胛下角平齐

18. 下列不能用于计数肋骨和椎骨的结构是（　　）。

A. 肋弓   B. 第 7 颈椎棘突

C. 肩胛骨下角   D. 胸骨角

E. 上述结构都能

X 型题（有两个或两个以上的正确选项）

19. 下列参与骨构成的有（　　）。

A. 骨质   B. 骨膜   C. 骨髓   D. 神经   E. 血管

20. 成人红骨髓位于（　　）。

A. 扁骨的密质内   B. 短骨的松质内

C. 颅骨的板障内   D. 某些长骨骨端的松质内

E. 骨髓腔内

21. 长骨（　　）。

A. 分为一体两端   B. 体内有髓腔

C. 骺的内部为松质   D. 体中部有滋养孔

E. 表面都覆有骨膜

22. 下列属于扁骨的是（　　）。

A. 胸骨   B. 上颌骨   C. 肋骨   D. 肩胛骨   E. 额骨

23. 下列关于寰椎的描述，正确的是（　　）。

A. 无椎体   B. 有棘突

C. 前弓长   D. 侧块上面有一椭圆形关节面

E. 前弓后面有关节

24. 下列关于各部椎骨特点的描述，正确的是（　　）。

A. 颈椎横突有孔   B. 胸椎横突上有肋凹

C. 胸椎棘突呈水平板状   D. 腰椎棘突细长

E. 颈椎棘突分叉

25. 下列属于躯干骨骨性标志的是（　　）。

A. 胸骨角   B. 锁骨

C. 第 7 颈椎棘突   D. 肩胛骨下角

E. 骶角

26. 下列关于肋的描述，正确的是（　　）。

A. 属于长骨   B. 包括肋骨和肋软骨两部分

C. 第 3 肋平对胸骨角   D. 上 7 对肋与胸骨相连

E. 肋软骨成年后骨化

27. 下列关于胸骨的描述，正确的是（　　）。

A. 分胸骨体和柄两部分

B. 胸骨柄上缘中部为锁骨切迹

C. 胸骨柄与体相连处向前的突起为胸骨角

D. 两侧与椎骨相连

E. 胸骨角两侧平对第 2 肋
28. 躯干骨参与构成（　　）。
A. 脊柱　　　　B. 盆腔　　　C. 骨性胸廓　　　D. 口腔　　　E. 颅腔

三、填空题

1. 运动系统由骨、_____和_____组成。
2. 骨按形态可分为长骨、短骨、_____和_____。
3. 长骨骨干和骺相连的部分称_____，幼年时为一片软骨，称骺软骨，成年后骨干与骺融为一体，其间遗留的痕迹称_____。
4. 骨由骨质、_____和_____构成。
5. 骨密质配布于骨的_____，骨松质配布于骨的_____。
6. 骨髓位于_____和_____内。
7. _____骨髓具有造血功能，_____骨髓是脂肪组织。
8. 躯干骨包括椎骨、_____和_____。它们分别参与脊柱、骨性胸廓和骨盆的构成。
9. 椎骨由位于前方的_____和后方的_____组成。
10. 椎体和椎弓围成_____，它们上下贯通构成_____。
11. 胸椎的特征是椎体的侧面有_____，横突末端有_____。
12. 颈椎的特征是横突有_____，棘突_____。
13. 腰椎的特点是棘突呈_____，棘突间距离_____，临床常在此进行腰椎穿刺。
14. 骶骨呈三角形，其上缘中份向前隆凸称_____，骶管裂孔两侧有向下突出的_____，是骶管麻醉常用的标志。
15. 胸骨前凸后凹可分_____、胸骨体和_____三部分。
16. 胸骨角是胸骨柄和体连接处，两侧平对_____，是计数_____的标志。
17. 按骨的形态分类，指骨属于_____骨，而肋骨属于_____骨。

四、问答题

1. 简述骨的构造。
2. 椎骨有哪些共同特征？
3. 颈椎在形态上有何特点？
4. 在活体上，能摸到躯干骨哪些重要的骨性标志？
5. 胸骨角位于何处？有何临床意义？

颅

一、名词解释

1. Pterion　2. 鼻旁窦　3. 翼腭窝

二、选择题

A 型题（只有一个正确选项）

1. 下列关于颅的叙述，正确的是( )。
   A. 全部由扁骨组成
   B. 各骨是成对
   C. 下颌骨是颅骨中唯一可以活动的骨
   D. 分为脑颅和面颅
   E. 各骨都由缝相连

2. 乳突位于( )。
   A. 蝶骨　　　B. 颞骨　　　C. 枕骨　　　D. 顶骨　　　E. 上颌骨

3. 上鼻甲属于( )。
   A. 上颌骨　　B. 蝶骨　　　C. 额骨　　　D. 泪骨　　　E. 筛骨

4. 下列骨中属于脑颅骨的是( )。
   A. 额骨　　　B. 颧骨　　　C. 犁骨　　　D. 鼻骨　　　E. 腭骨

5. 颅骨的孔裂中( )。
   A. 卵圆孔通眶　　　　　　　B. 眶上裂通眶上孔
   C. 圆孔通翼腭窝　　　　　　D. 筛孔通蝶筛隐窝
   E. 以上都不是

6. 泪腺窝位于( )。
   A. 眶内侧壁前下部　　　　　B. 眶上壁前内侧部
   C. 眶外侧壁前部　　　　　　D. 眶内侧壁前上部
   E. 眶上壁前外侧部

7. 硬腭的组成包括( )。
   A. 上颌骨腭突和腭骨水平突　　B. 仅为上颌骨腭突
   C. 上颌骨腭突和蝶骨翼突　　　D. 腭骨水平板和筛板
   E. 以上都不是

8. 垂体窝位于下列哪个结构的上面？( )。
   A. 筛窦　　　B. 额窦　　　C. 蝶窦　　　D. 上颌窦　　　E. 颞骨岩部

9. 蝶筛隐窝位于( )。
   A. 上鼻甲前上方　　　　　　B. 上鼻甲下方
   C. 蝶骨上方　　　　　　　　D. 上鼻甲的后上方与蝶骨之间
   E. 鼻腔侧壁

10. 下列开口于上鼻道的是( )。
    A. 上颌窦　　　　　　　　　B. 额窦
    C. 筛窦前群　　　　　　　　D. 筛窦中群
    E. 筛窦后群

11. 下列开口于下鼻道的是( )。
    A. 筛窦前群　　B. 鼻泪管　　C. 额窦　　　D. 上颌窦　　　E. 蝶窦

12. 下列参与颅前窝组成的骨有（　　）。
    A. 额骨、顶骨、颞骨　　　　B. 蝶骨、枕骨、颧骨
    C. 筛骨、额骨、蝶骨　　　　D. 筛骨、犁骨、蝶骨
    E. 筛骨、顶骨、额骨

13. 下列参与颅后窝组成的骨有（　　）。
    A. 颞骨和顶骨　　　　　　　B. 额骨和筛骨
    C. 枕骨和蝶骨　　　　　　　D. 枕骨和颞骨
    E. 顶骨和枕骨

14. 蝶鞍包括（　　）。
    A. 垂体窝和鞍背　　　　　　B. 垂体窝和蝶窦
    C. 垂体窝和斜坡　　　　　　D. 垂体窝和颈动脉沟
    E. 垂体窝和交叉前沟

15. 脑膜中动脉穿（　　）。
    A. 圆孔　　B. 卵圆孔　　C. 棘孔　　D. 破裂孔　　E. 颈动脉管

16. 人体直立时最不易引流的鼻旁窦是（　　）。
    A. 筛窦　　B. 上颌窦　　C. 额窦　　D. 蝶窦　　E. 以上全错

17. 参与构成翼点的骨包括（　　）。
    A. 顶骨、额骨、蝶骨、筛骨　　B. 枕骨、额骨、筛骨、颞骨
    C. 顶骨、颞骨、枕骨、蝶骨　　D. 额骨、筛骨、腭骨、颧骨
    E. 额骨、顶骨、蝶骨、颞骨

18. 上颌神经穿过（　　）。
    A. 圆孔　　B. 卵圆孔　　C. 棘孔　　D. 破裂孔　　E. 颈动脉管

19. 前囟闭合时间为（　　）。
    A. 出生前　　　　　　　　　B. 出生后不久
    C. 出生后 6 个月　　　　　　D. 1～2 岁
    E. 3～5 岁

20. 下列关于新生儿颅的叙述，正确的是（　　）。
    A. 鼻旁窦不发达
    B. 后囟在生后 1～2 岁闭合
    C. 前囟呈菱形，生后不久闭合
    D. 脑颅比面颅小
    E. 新生儿颅盖骨之间间隙较大，被软骨所封闭

X 型题（有两个或两个以上的正确选项）

21. 下列选项中不成对的脑颅骨有（　　）。
    A. 额骨　　B. 顶骨　　C. 枕骨　　D. 颞骨　　E. 蝶骨

22. 参与构成颅底的骨有（　　）。
    A. 颞骨　　B. 筛骨　　C. 枕骨　　D. 蝶骨　　E. 额骨

23. 下列见于颅中窝的结构有（　　）。
    A. 眶上裂　　B. 圆孔　　C. 棘孔　　D. 内耳门　　E. 颈静脉孔

24. 开口于中鼻道的鼻旁窦有(　　)。
　　A. 蝶窦　　　　B. 上颌窦　　　　C. 筛窦中群　D. 筛窦后群　　E. 额窦
25. 翼腭窝借(　　)。
　　A. 圆孔通颅中窝　　　　　　　B. 棘孔通颅中窝
　　C. 腭大孔通口腔　　　　　　　D. 翼管通鼻腔
　　E. 眶上裂通眶
26. 构成鼻腔外侧壁的有(　　)。
　　A. 筛骨　　　B. 腭骨　　　　C. 下鼻甲骨　　　D. 上颌骨　　E. 犁骨
27. 下列关于翼点的叙述，正确的有(　　)。
　　A. 在额骨、顶骨、颞骨和蝶骨四骨会合处
　　B. 在蝶骨、顶骨、筛骨和上颌骨四骨会合处
　　C. 其内面紧邻脑膜中动脉
　　D. 其外面紧邻上颌动脉
　　E. 常为"H"形的缝
28. 颅底内面(　　)。
　　A. 由前向后分为颅前窝、颅中窝、颅后窝
　　B. 垂体窝在颅中窝
　　C. 枕骨大孔、破裂孔在颅后窝
　　D. 颅前窝借筛孔与鼻腔相通
　　E. 以上全错

三、填空题

1. 蝶骨体内的腔称_____，蝶骨体上面的浅凹称_____。
2. 眶借_____和_____通颅中窝。
3. 脑颅骨有8块，其中成对的有_____、_____。
4. 蝶鞍两侧，由前内向后外依次有_____、_____、棘孔。
5. 蝶筛隐窝是位于上鼻甲后上方和_____之间的间隙。
6. 额窦位于_____，开口于_____。
7. 蝶窦位于_____，开口于_____。
8. 上颌窦位于_____，开口于_____。
9. 骨腭由_____和_____构成，是骨性口腔的顶壁。
10. 筛骨位于两眶之间，参与构成鼻腔的_____和_____壁。
11. 颞骨颧突根部下面的深窝称_____，其前缘的突起为_____。
12. 蝶骨小翼与体的交界处有_____，小翼与大翼间的裂隙为_____。
13. 下颌骨体外面正中凸向前为_____，前外侧面有_____孔。
14. 下颌支有两个突起，前方的称_____，后方的称_____。
15. 骨性鼻腔被_____和_____所构成的骨性鼻中隔分为左右两腔。
16. 泪囊窝位于_____，它向下经_____通鼻腔。
17. 前囟出生后_____闭合，后囟出生后_____闭合。

四、问答题

1. 颅骨可分哪几个部分？分别包括哪些骨？
2. 从颅底内面观，颅中窝可见哪些孔裂？其中哪些孔裂与眶相通？
3. 简述翼腭窝的位置和交通。
4. 哪些颅骨中有鼻旁窦？各开口于何处？
5. 在活体上，能摸到颅骨的哪些重要的骨性标志？
6. 鼻腔外侧壁上有哪些重要结构？

四肢骨

一、名词解释

1. 桡神经沟　2. 肱骨外科颈　3. 髂结节　4. 喙突　5. 髋臼

二、选择题

A 型题（只有一个正确选项）

1. 上肢带骨为（　　）。
   A. 肋骨和锁骨　　　　B. 锁骨和肩胛骨
   C. 肩胛骨和胸骨　　　D. 胸骨和锁骨
   E. 肩胛骨和肋骨

2. 下列关于锁骨的叙述，正确的是（　　）。
   A. 与喙突相关节　　　B. 胸骨端扁平
   C. 借关节盘与胸骨体相关节　D. 肩峰端粗大
   E. 常见骨折在中外 1/3 交界处

3. 下列关于肩胛骨的叙述，正确的是（　　）。
   A. 位于胸廓的后内下份　　B. 喙突与肩胛冈相延续
   C. 上角平对第 3 肋　　　D. 下角平对第 7 肋或第 7 肋间隙
   E. 上角增厚形成关节盂

4. 肩胛骨的主要骨性标志是（　　）。
   A. 肩胛下角、肩胛冈、肩峰和喙突
   B. 肩峰、喙突、冈上窝和肩胛切迹
   C. 肩胛骨内侧角、肩峰、肩胛下窝
   D. 外侧角、内侧缘、冈下窝和肩峰
   E. 肩胛下角、肩胛冈和肩胛骨内侧角

5. 下列关于肱骨的叙述正确的是（　　）。
   A. 内上髁前方有尺神经沟
   B. 肱骨滑车位于下端外侧部
   C. 肱骨大结节和内、外上髁都可在体表摸到
   D. 解剖颈位于大、小结节的下方

15

  E. 结节间沟位于肱骨头与大、小结节之间

6. 尺神经沟位于(   )。

  A. 肱骨体后方   B. 肱骨外上髁后方

  C. 尺骨下端后方   D. 尺骨上端后方

  E. 肱骨内上髁后方

7. 桡神经沟是(   )。

  A. 肱骨体后面由外上斜向内下的浅沟

  B. 桡神经主干和肱深动脉行经的浅沟

  C. 肱骨体前面由内上斜向外下的浅沟

  D. 桡神经深支行经的浅沟

  E. 肱骨上段骨折可能伤及桡神经

8. 下列关于尺骨的叙述正确的是(   )。

  A. 鹰嘴突向前下方，伸肘时进入鹰嘴窝内

  B. 冠突突向后上方，屈肘时进入冠突窝内

  C. 桡切迹位于冠突的外侧面

  D. 伸肘时尺骨鹰嘴和肱骨内、外上髁成等腰三角形

  E. 正常情况下，尺骨茎突比桡骨茎突约高 1 cm

9. 尺骨下端的骨性结构为(   )。

  A. 环状关节面、尺骨头和尺骨茎突

  B. 桡切迹、尺骨粗隆和尺骨切迹

  C. 尺骨头、尺骨粗隆和尺骨茎突

  D. 环状关节面、尺骨头和桡切迹

  E. 尺骨粗隆、尺骨头和桡切迹

10. 桡骨的主要骨性标志是(   )。

  A. 桡骨粗隆和桡骨茎突   B. 桡骨粗隆和桡骨头

  C. 桡骨颈和桡骨粗隆   D. 桡骨头和桡骨茎突

  E. 桡骨茎突和尺切迹

11. 近侧列腕骨有(   )。

  A. 手舟骨、月骨、三角骨、骰骨

  B. 大、小多角骨，头状骨，钩骨

  C. 手舟骨、月骨、头状骨、钩骨

  D. 大、小多角骨，月骨，楔骨

  E. 手舟骨、月骨、三角骨、豌豆骨

12. 构成髋臼的骨包括(   )。

  A. 髂、坐、耻三骨的体   B. 坐骨体、坐骨支和髂骨翼

  C. 耻骨体、耻骨支和髂骨体 D. 髂骨翼、坐骨支和耻骨支

  E. 髂骨翼、耻骨体和坐骨体

13. 下列关于髋骨的叙述，正确的是(   )。

  A. 髂嵴最高点通过第 3 腰椎棘突

B. 闭孔由耻骨围成

C. 髂后下棘下方有坐骨大切迹

D. 坐骨大孔由坐骨围成

E. 髂骨翼后上方粗糙的耳状面与骶骨相关节

14. 下列关于股骨的叙述，正确的是（　　　）。

A. 长度约为成人身高的 1/6　　　B. 颈与体连接处上外侧有大转子

C. 股骨头朝向外上方　　　D. 转子间嵴在前，转子间线在后

E. 股骨下端两侧最突起处分别称内侧髁和外侧髁

15. 与股骨下端相关节的骨是（　　　）。

A. 髌骨和腓骨上端　　　B. 腓骨和胫骨上端

C. 胫骨粗隆和髌骨　　　D. 胫骨上端和髌骨

E. 腓骨头关节面和胫骨内侧髁

16. 臀肌粗隆是（　　　）。

A. 臀大肌的止点　　　B. 股二头肌的起点

C. 梨状肌的止点　　　D. 臀中肌的止点

E. 股四头肌的起点

17. 胫骨下端的骨性结构有（　　　）。

A. 内踝、腓切迹和胫骨粗隆　　　B. 内侧髁和外侧髁

C. 腓关节面和内踝　　　D. 腓关节面、腓切迹和外踝

E. 内踝、腓切迹和距骨关节面

18. 下列关于腓骨的叙述，正确的是（　　　）。

A. 有一定的负重功能　　　B. 腓骨头和外踝可在体表扪到

C. 体外侧缘锐利称骨间缘　　　D. 下端膨大为内踝

E. 下端与胫骨构成胫腓关节

X 型题（有两个或两个以上的正确选项）

19. 下列关于锁骨的叙述，正确的是（　　　）。

A. 在胸廓的前上方，全长可在体表扪到

B. 分别与胸骨柄、喙突相关节

C. 是三角肌、胸锁乳突肌的起点，斜方肌的止点

D. 内侧 2/3 凸向后，外侧 1/3 凸向前

E. 锁骨骨折多在锁骨中、外 1/3 交界处

20. 下列关于肩胛骨的叙述，正确的是（　　　）。

A. 是三角形的扁骨　　　B. 上角平对第 2 肋

C. 下角是重要的骨性标志之一　　　D. 后面被肩胛冈分成冈上窝和冈下窝

E. 外侧角有关节盂与肱骨头相关节

21. 肱骨（　　　）。

A. 解剖颈处较易骨折　　　B. 可分为一体两端

C. 有桡神经沟　　　D. 桡神经与肱动脉伴行

E. 有尺神经沟

17

22. 桡骨（　　）。
    A. 位于前臂外侧部
    B. 上端膨大叫桡骨头
    C. 桡骨颈外下侧有突起的桡骨粗隆
    D. 桡骨体呈三棱柱形
    E. 桡骨头和桡骨茎突在体表均可扪到

23. 下列关于髋骨的叙述，正确的是（　　）。
    A. 由髂骨和坐骨组成　　　　　　B. 髋臼窝内有股骨头韧带
    C. 属下肢带骨　　　　　　　　　D. 左右髋骨组成了骨盆
    E. 下部有一大孔叫闭孔

24. 股骨（　　）。
    A. 长度为身高的 1/4
    B. 股骨头朝向外上
    C. 股骨头下外侧称股骨颈
    D. 下端两侧最突起处分别为内、外上髁
    E. 大、小转子是重要的体表标志

25. 胫骨（　　）。
    A. 位于小腿内侧　　　　　　　　B. 内、外侧髁上方各有上关节面
    C. 前缘在皮下可触及　　　　　　D. 下端膨大称内踝
    E. 两髁上关节面之间有髁间窝

26. 腓骨（　　）。
    A. 分一体两端　　　　　　　　　B. 上端膨大为腓骨头
    C. 腓骨头稍上方为腓骨颈　　　　D. 腓骨头是重要体表标志
    E. 下端膨大形成外踝

27. 下列易伴发神经损伤的骨折有（　　）。
    A. 股骨颈骨折　　　　　　　　　B. 肱骨外科颈骨折
    C. 腓骨颈骨折　　　　　　　　　D. 肱骨中段骨折
    E. 股骨中段骨折

28. 在体表可扪到的重要骨性标志有（　　）。
    A. 肩胛冈　　　　　　B. 肩峰　　　　　　C. 肱骨内、外上髁
    D. 桡骨头　　　　　　E. 尺骨鹰嘴

三、填空题

1. 肱骨头周围的浅沟称_____，上端与体交界处稍细称_____。
2. 肱骨下端有两个关节面，内侧的是_____，外侧的是_____。
3. 桡神经沟位于_____，有桡神经和_____沿此沟经过，骨折时易损伤。
4. 尺神经沟位于_____，有_____由此经过。
5. 尺骨上端有两个突起，向上的较大的称_____，下方的称_____。
6. 桡骨下端外侧有向下伸出的突起，称_____，下端下面有凹陷的_____。

7. 腕骨近侧列由桡侧向尺侧依次为_____、_____、三角骨、豌豆骨。

8. 髋骨由髂骨、耻骨和坐骨组成，三骨会合处的深窝称_____，其内半月形关节面称_____。

9. 髂骨分为肥厚的_____和扁阔的_____两部分。

10. 股骨上端朝向内上方的球形膨大为_____，与_____相关节。

11. 股骨体后面的纵行骨嵴叫粗线，此线向上外延续于粗糙的_____，向上内侧延续为_____。

12. 股骨下端两个向后的膨大称为_____和_____。

13. 腓骨位于胫骨外后方，其上端膨大称_____，下端膨大称_____。

14. 胫骨位于小腿_____，腓骨位于小腿_____。

15. 胫骨上端膨大向两侧突出形成_____和_____。

16. 胫骨内、外侧髁上关节面之间的小隆起称_____，附近有_____附着。

17. 足骨包括_____、_____和趾骨。

18. 锁骨呈"∽"形弯曲，内侧 2/3_____，外侧 1/3_____。

19. 肩胛骨为三角形扁骨，贴于_____，介于_____之间。

20. 肩胛骨腹侧面为一大浅窝，称_____，背侧面有一横嵴，称_____。

四、问答题

1. 简述肩胛骨的形态。
2. 试述肱骨分部及主要形态结构名称。
3. 简述股骨的形态。
4. 在活体上，能摸到上肢骨的哪些重要骨性标志？
5. 在活体上，能摸到下肢骨的哪些重要骨性标志？

参考答案

骨学总论、躯干骨

一、名词解释

1. 骨髓：充填于骨髓腔和骨松质间隙内，分为红骨髓和黄骨髓两种。红骨髓有造血功能。

2. 骨质：为骨的主要成分，由骨组织构成，分为骨密质和骨松质两种。

3. 胸骨角：胸骨柄与胸骨体连接处微向前突，称为胸骨角，其两侧平对第 2 肋，向后平对第 4 胸椎椎体下缘，是计数肋的重要标志。

4. 骨膜：骨膜是纤维组织构成的膜，新鲜骨的表面（除关节面的部分外）都覆有骨膜。骨膜可分为内、外两层，内层含有成骨细胞和破骨细胞。骨膜含有丰富的血管、神经，对骨的营养、新生、修复和感觉有重要作用。

5. 椎间孔：由相邻椎弓根的上下切迹围成，有脊神经和血管通过。

二、选择题

A 型题

1. E 2. B 3. A 4. B 5. D 6. C 7. E 8. A 9. E 10. D 11. B 12. B 13. E

14. B 15. D 16. C 17. D 18. A

X型题

19. ABCDE 20. BCD 21. ABCD 22. ACDE 23. ADE 24. ABE 25. ACE 26. BD

27. CE 28. ABC

三、填空题

1. 骨连结　骨骼肌　2. 扁骨　不规则骨　3. 干骺端　骺线　4. 骨膜　骨髓　5. 表面　内部
6. 骨髓腔　松质间隙　7. 红　黄　8. 胸骨　肋　9. 椎体　椎弓　10. 椎孔　椎管　11. 椎体肋凹
横突肋凹　12. 横突孔　分叉　13. 板状水平后伸　较宽　14. 岬　骶角　15. 胸骨柄　剑突　16. 第
2肋　肋　17. 长　扁

四、问答题

1. 骨由骨质、骨膜、骨髓，以及神经、血管等构成。

骨质是骨的主要成分，分两部分：①骨密质，由紧密排列的骨板层构成，抗压、抗扭曲能力强，分布于骨的表层。长骨的骨干（中间较细的部分）由骨密质构成。②骨松质，由交织成网的骨小梁构成，位于骨的内部，如长骨两端（称骺）及其他类型骨的内部，颅盖骨的骨松质称为板障。骨小梁的排列有一定的规律。

骨膜是纤维组织构成的膜，新鲜骨的表面（除关节面的部分外）都覆有骨膜。骨膜可分为内、外两层，内层含有成骨细胞和破骨细胞。骨膜含有丰富的血管、神经，对骨的营养、新生、修复和感觉有重要作用。

骨髓分红、黄两种：①红骨髓，具有造血作用，胎儿及幼儿的骨内全是红骨髓，成人仅含于部分骨的松质腔隙内。②黄骨髓，为脂肪组织，无造血作用，存在于长骨骨髓腔内。

2. 椎骨由前方短圆柱形的椎体和后方板状的椎弓组成。椎体是椎骨负重的主要部分。椎弓是弓形骨板。由椎弓发出7个突起：①棘突（1个），由椎弓后面正中伸向后方或后下方，尖端可在体表扪到，所有椎体的棘突构成人体的后正中线。②横突（1对），从椎弓根与椎弓板移行处伸向两侧。棘突和横突都是肌和韧带的附着处。③关节突（2对），在椎弓根与椎弓板结合处分别向上、下方突起，即上关节突和下关节突，相邻关节突构成关节突关节。

3. 颈椎椎体较小，横断面呈椭圆形。颈椎椎孔较大，呈三角形。横突有孔，称横突孔，有椎动脉和椎静脉通过。上、下关节突关节面几乎呈水平位。

4. ①第7颈椎棘突：是计数椎骨的标志。②肩胛骨：上角平对第2肋，下角平对第7或者第7肋间隙。③胸骨角：两侧平对第2肋软骨，可计数肋或者肋间隙，向后平对第4胸椎椎体下缘。④颈静脉切迹：平对第2胸椎椎体下缘。⑤骶角：是椎管麻醉的体表标志。⑥髂嵴：最高点约平对第4腰椎棘突。⑦髂后上棘：约平对第2骶椎棘突。

5. 胸骨角是胸骨柄与胸骨体相接处形成的向前微凸的角，第2肋软骨连于此角的两侧，是计数肋骨的重要标志，向后平对第4胸椎椎体下缘。

颅

一、名词解释

1. Pterion：在颅的侧面，额骨、顶骨、颞骨、蝶骨四骨汇合处，最为薄弱，常形成"H"形的缝，称为翼点，其内有脑膜中动脉的前支通过。

2. 鼻旁窦：是下颌骨、额骨、蝶骨及筛骨内含气的骨腔，位于鼻腔周围并开口于鼻腔。鼻旁窦包括上颌窦、额窦、筛窦和蝶窦。

3. 翼腭窝：翼腭窝为上颌骨体、蝶骨翼突和腭骨之间的狭窄间隙，深藏于颞下窝内侧，有血管和神经通过。

二、选择题

A 型题

1. D　2. B　3. E　4. A　5. C　6. E　7. A　8. C　9. D　10. E　11. B　12. C　13. D　14. A　15. C　16. B　17. E　18. A　19. D　20. A

X 型题

21. ACE　22. ABCDE　23. ABC　24. BCE　25. AC　26. ABCD　27. ACE　28. ABD

三、填空题

1. 蝶窦　垂体窝　2. 视神经管　眶上裂　3. 颞骨　顶骨　4. 圆孔　卵圆孔　5. 蝶骨
6. 眉弓深面　中鼻道前部　7. 蝶骨体内　蝶筛隐窝　8. 上颌骨体内　中鼻道　9. 上颌骨腭突　腭骨水平板　10. 上部　外侧　11. 下颌窝　关节结节　12. 视神经管　眶上裂　13. 颏隆凸　颏　14. 冠突　髁突　15. 犁骨　筛骨垂直板　16. 眶内侧壁前下份　鼻泪管　17. 1~2年　不久

四、问答题

1. 颅骨分为脑颅骨和面颅骨两部分。
脑颅骨包括成对的顶骨和颞骨，不成对的额骨、筛骨、蝶骨和枕骨，共8块。
面颅骨包括成对的鼻骨、泪骨、颧骨、上颌骨、下鼻甲和腭骨，不成对的犁骨、下颌骨和舌骨。

2. 从颅底看，颅中窝可以看到圆孔、卵圆孔、棘孔、眶上裂、破裂孔、视神经管、颈静脉孔。其中，视神经管、眶上裂和眶相通。

3. 翼腭窝为上颌体、蝶骨翼突及腭骨之间的狭窄间隙，深藏于颞下窝内侧，此窝向前经眶下裂通眶，向下移行于腭大管，经腭大孔通口腔；向外侧通颞下窝；向后借圆孔通颅中窝，借翼管通颅底外面；内侧壁有蝶腭孔通鼻腔。

4. 鼻旁窦有4对，分别是额窦、蝶窦、筛窦、上颌窦，均位于同名骨内。额窦开口于中鼻道。蝶骨开口于蝶筛隐窝。筛窦前、中群开口于中鼻道，后群开口于上鼻道。上颌窦开口于中鼻道。

5. 在活体上能摸到的颅骨重要骨性标志包括眉弓、眶上切迹、眶下孔、颏孔、翼点、颧弓、乳突、枕外隆凸、下颌角。

6. 鼻腔外侧壁有3个向下卷曲的骨片，依次为上鼻甲、中鼻甲、下鼻甲。前两者属于筛骨，后者为下鼻甲骨，鼻甲下方相应的为上鼻道、中鼻道、下鼻道。上鼻道后上方有蝶筛隐窝。

四肢骨

一、名词解释

1. 桡神经沟：为肱骨体后面中部的一条自内上斜向外下的斜沟，桡神经和肱深动脉由此经过。
2. 肱骨外科颈：为肱骨上端与肱骨体交界处，稍细，较易骨折。
3. 髂结节：为髂前上棘后方5~6 cm处，髂嵴外唇向外的突起。
4. 喙突：为肩胛骨上缘最外侧向前伸出的指状突起，有肌肉附着。

21

5. 髋臼：位于髋骨的外侧面，是一朝向外下的深窝，由髂、坐、耻三骨的体构成。

二、选择题

A 型题

1. B 2. E 3. D 4. A 5. C 6. E 7. B 8. C 9. A 10. D 11. E 12. A 13. C 14. B 15. D 16. A 17. E 18. B

X 型题

19. ACE 20. ABCDE 21. BCE 22. ABDE 23. CE 24. ACD 25. ABC 26. ABDE 27. BCD 28. ABCDE

三、填空题

1. 解剖颈 外科颈 2. 肱骨滑车 肱骨小头 3. 肱骨体后面中部 肱深动脉 4. 肱骨内上髁后方 尺神经 5. 鹰嘴 冠突 6. 桡骨茎突 腕关节面 7. 手舟骨 月骨 8. 髋臼窝 月状面 9. 髂骨体 髂骨翼 10. 股骨头 髋臼 11. 臀肌粗隆 耻骨肌线 12. 内侧髁 外侧髁 13. 腓骨头 外踝 14. 内侧 外侧 15. 内侧髁 外侧髁 16. 髁间隆起 膝交叉韧带 17. 跗骨 跖骨 18. 凸向前 凸向后 19. 胸廓后外面 第 2～7 肋 20. 肩胛下窝 肩胛冈

四、问答题

1. 肩胛骨为三角形的扁骨，位于胸廓后外侧，介于第 2～7 肋。肩胛骨有 3 个缘、3 个角、2 个面。其上缘短而薄，中外 1/3 交界处有肩胛切迹；切迹的外侧面有弯向前外的指状突起，称为喙突。内侧面长而锐薄，邻近脊柱缘，外侧缘肥厚，邻近腋窝，称为腋缘。上角平第 2 肋；下角平第 7 肋或第 7 肋间隙；外侧角有关节盂，上下方分别有盂上结节、盂下结节，前面有肩胛下窝，后面横行的结构为肩胛冈，上下方分别有冈上窝、冈下窝。肩胛冈伸向外侧的扁平突起为肩峰。

2. 肱骨位于臂部，分为一体两端。上端半球形的关节面是肱骨头，头周围的环状浅沟是解剖颈，上端外侧突起的是大结节，前方的为小结节，二者之间的沟为结节间沟，两结节都有向下延伸的嵴，分别是大结节嵴、小结节嵴。上端与体交界处稍细，为外科颈，易骨折。体中部有三角肌粗隆。后面有桡神经沟，有桡神经和血管通过，中段骨折时易损伤桡神经。下端较扁，外侧有半球形的肱骨小头，内侧有滑车状的肱骨滑车，滑车前后上方的窝为冠状窝和鹰嘴窝。下端的内外侧有明显的突起，为内上髁和外上髁。内上髁下方有一浅沟，为尺神经沟，有尺神经通过。

3. 股骨是人体最长的长骨，上端呈球形的为股骨头，与髋臼相关节。头中央微凹，为股骨头凹。下方狭细的部分是股骨颈。股骨颈与股骨体交界处有两个隆突，较大的为大转子，小的为小转子。下端宽而扁，两个向后的隆突为内侧髁和外侧髁，两髁后份之间的深窝为髁间窝。

4. 在活体上能摸到的上肢骨重要骨性标志包括锁骨、肩胛冈、喙突、肩胛下角、肱骨内外上髁、尺骨鹰嘴。

5. 在活体上能摸到的下肢骨重要骨性标志包括髂前上棘、股骨大转子、胫骨粗隆、外踝、内踝。

（杲 云 刘 奕）

第二章　骨连结

【目的要求】

1. 掌握滑膜、关节的基本结构和辅助结构。

2. 掌握脊柱的组成、椎骨间的连结、脊柱的整体观及其运动。

3. 掌握骨性胸廓的组成，胸廓上、下口的形态及组成。

4. 掌握颞下颌关节、肩关节、肘关节、髋关节和膝关节的构成、结构特点及运动。

5. 熟悉滑膜关节的运动及分类。

6. 熟悉髋骨与脊柱间的韧带连结。

7. 熟悉骨盆的组成与分部。

8. 了解骨连结的分类。

9. 了解肋与脊柱及胸骨的连结。

10. 了解颅骨连结的主要形式。

11. 了解胸锁关节、肩锁关节的组成。

12. 了解桡尺连结以及手部其他关节的结构和运动。

13. 了解骶髂关节的构成。

14. 了解足弓的构成及其功能。

【标本教具】

1. 颞下颌关节、肩关节、肘关节、桡腕关节、髋关节、膝关节、踝关节的标本及挂图。

2. 显示脊柱正中矢状切面的标本。

3. 显示膝关节内的各种辅助结构的标本及挂图。

4. 具有关节盘的标本（颞下颌关节、胸锁关节、桡腕关节、膝关节）。

【学习难点】

1. 骨连结的分类。

2. 滑膜关节的分类，椎骨间的连结。

3. 胸廓上、下口的形态及围成。

4. 髋骨与脊柱间的韧带连结。

5. 髋关节和膝关节的形态、结构特点及运动。

【学习内容】

一、总论

1. 直接连结：纤维连结、软骨连结、骨性结合。

2. 间接连结：

关节的结构			
基本结构	关节面	关节囊	关节腔
辅助结构	韧带	关节内软骨（关节盘、关节唇）	滑膜襞和滑膜囊

3. 关节的运动：

冠状轴——屈和伸。

矢状轴——内收和外展。

垂直轴——旋内和旋外。

冠状轴和矢状轴的连续运动——环转。

4. 关节的分类：

分类		关节轴	运动方式	举例
单轴关节	屈戌关节（滑车）	冠状轴	屈、伸	手指间关节
	车轴关节	垂直轴	旋转	桡尺近侧关节
双轴关节	椭圆关节	冠状轴、矢状轴	屈、伸；收、展；环转	桡腕关节
	鞍状关节	冠状轴、矢状轴	屈、伸；收、展；环转	拇指腕掌关节
多轴关节	球窝关节	冠状轴、矢状轴、垂直轴	屈、伸；收、展；旋转	髋关节
	平面关节	冠状轴、矢状轴、垂直轴	屈、伸；收、展；旋转	肩锁关节
联合关节	两个或两个以上结构完全独立的关节，但必须同时进行活动，如颞下颌关节			

二、中轴骨连结

（一）躯干骨的连结

1. 椎骨的连结：

名称		位置	机能
椎体间的连结	椎间盘（髓核、纤维环）	相邻两个椎体间	具有"弹簧垫"样作用，缓冲震荡
	前纵韧带	椎体和椎间盘前面	防止脊柱过伸和防止椎间盘向前脱出
	后纵韧带	椎体后面	限制脊柱过度前屈，防止椎间盘向后脱出
椎弓间的连结	黄韧带	相邻椎弓板间	协助围成椎管、限制脊柱过分前屈
	棘上韧带	各棘突尖端	限制脊柱过屈
	棘间韧带	两棘突间	限制脊柱过屈
	横突间韧带	邻位横突间	限制脊柱侧屈
	关节突关节	邻位椎骨的上、下关节突间	允许两相邻椎骨间有一定活动性

2. 脊柱在侧面观上有四个生理弯曲：

向前凸的：颈曲、腰曲。

向后凸的：胸曲、骶曲。

四个生理弯曲中，胸曲和骶曲是先天存在的，颈曲和腰曲则是后天随功能逐渐出现的。脊柱除支持和保护脊髓外，可作屈、伸、侧屈、旋转和环转运动。

3. 胸廓：

胸廓是由 12 块胸椎、12 对肋、1 块胸骨和它们之间的连结共同组成的笼状支架。成人胸廓近似圆锥形，上窄下宽，前后径小，有上、下两口。

名称	形态	组成
胸廓上口	较小、肾形、向前倾斜约 30°	胸骨柄上缘，第 1 肋和第 1 胸椎体
胸廓下口	宽而不整齐	第 12 胸椎，第 11、12 肋和肋弓

（二）颅骨的连结

1. 颅骨的纤维连结和软骨连结。

2. 颅骨的滑膜关节：颞下颌关节。

组成：由下颌骨的下颌头及颞骨的下颌窝构成。

结构特点：关节囊松弛，囊外有外侧韧带加强，囊内有纤维软骨构成的关节盘，将关节腔分隔成上、下两部分。

运动：属联合关节，可作上提和下降、前伸和后缩以及侧方运动。

三、四肢骨连结

（一）上肢骨的连结

1. 上肢带骨连结：胸锁关节、肩锁关节、喙肩韧带。

2. 自由上肢骨连结：肩关节、肘关节、桡腕关节、手关节。

3. 上肢骨主要关节的构成、结构特点及运动：

名称	构造			运动
	组成	辅助结构	特点	
肩关节	肱骨头与肩胛骨的关节盂	①韧带（喙肱韧带）②关节唇	头大窝浅，灵活性好，关节囊松弛，下壁更为薄弱，囊内有肱二头肌长头腱	屈、伸；收、展；旋内、旋外；环转
肘关节（包括肱桡关节、肱尺关节、桡尺近侧关节）	肱骨小头和桡骨关节凹；肱骨滑车和尺骨滑车切迹；桡骨环状关节面和尺骨桡切迹	韧带：囊内侧：尺侧副韧带 囊外侧：桡侧副韧带 囊内：桡骨环状韧带	三个关节包在一个囊内，囊前后壁薄而松弛	屈、伸，桡尺近侧关节可作旋转运动
桡腕关节	桡骨头和尺骨下方的关节盘构成关节窝，舟、月、三角骨的近侧面构成关节头		关节囊松弛	屈、伸；展、收；环转

（二）下肢骨的连结

1. 下肢带骨连结：骶髂关节、髋骨与脊柱间的韧带连结、耻骨联合、髋骨的固有韧

25

带、骨盆的组成与分部。

　　2. 自由下肢骨连结：髋关节、膝关节、踝关节、足关节。

　　3. 自由下肢骨主要关节的构成、结构特点及运动：

名称	构造			运动
	组成	辅助结构	特点	
髋关节	髋臼和股骨头	①韧带 囊外：髂股韧带 囊内：股骨头韧带、髋臼横韧带 ②髋臼唇	头大窝深，关节囊坚韧，稳定性好	屈、伸；展、收，旋内、旋外，环转
膝关节	股骨下端、胫骨上端和髌骨	①韧带 囊外：前为髌韧带、后为腘斜韧带、内侧为胫侧副韧带、外侧为腓侧副韧带 囊内：前后交叉韧带 ②半月板 内侧半月板："C"形 外侧半月板："O"形 ③翼状襞、髌上囊、髌下深囊	全身最大、最复杂的关节，三块骨参与膝关节构成	屈、伸；旋内、旋外
踝关节	胫腓二骨下端和距骨滑车	韧带： 囊内侧：内侧韧带（三角韧带） 囊外侧：距腓前韧带 距腓后韧带 跟腓韧带	距骨滑车前宽后窄，跖屈时关节稳定性差，背伸时关节较稳定	背伸、跖屈

　　4. 骨盆：由骶骨、尾骨、左右髋骨连结构成。骨盆借界线分为大、小骨盆两部。

　　界线：由骶岬及其两侧的骶骨、弓状线、耻骨梳和耻骨嵴以及耻骨联合上缘构成的环形线。界线以上为大骨盆，以下为小骨盆。

　　小骨盆：分上、下两口。骨盆上口由界线围成，骨盆下口由尾骨尖、骶结节韧带、坐骨结节、坐骨支、耻骨下支和耻骨联合下缘构成。

测试题

总论、中轴骨连结

一、名词解释

1. 关节　2. 关节腔　3. 椎间盘　4. 黄韧带

二、选择题

A 型题（只有一个正确选项）

1. 关节的基本结构是（　　）。

　　A. 纤维连结、软骨连结、骨性连结

　　B. 韧带、关节盘、关节唇、滑膜襞、滑膜囊

    C. 关节面、关节囊、关节腔

    D. 直接连结和间接连结

    E. 以上均不对

2. 关节的辅助结构是（   ）。

    A. 纤维连结、软骨连结、骨性连结

    B. 韧带、关节盘、关节唇、滑膜襞、滑膜囊

    C. 关节面、关节囊、关节腔

    D. 直接连结和间接连结

    E. 以上均不对

3. 下列关于关节囊的描述，错误的是（   ）。

    A. 外层是纤维层　　　　B. 内层是滑膜层　　　　C. 密闭关节腔

    D. 附着在关节面上　　　E. 由纤维结缔组织构成

4. 关于关节面，下列描述错误的是（   ）。

    A. 表面光滑　　　　　　B. 参与构成关节　　　　C. 一般为一凸一凹

    D. 表面有骨膜　　　　　E. 表层有关节软骨覆盖

5. 下列关于关节腔的描述，错误的是（   ）。

    A. 含有较多的滑液

    B. 关节腔内为负压

    C. 负压有维持关节稳固的作用

    D. 是滑膜关节的基本结构之一

    E. 为关节面和关节囊滑膜层共同围成的密闭腔隙

6. 有关节盘的关节是（   ）。

    A. 肩关节　　　　　　　B. 肘关节　　　　　　　C. 髋关节

    D. 颞下颌关节　　　　　E. 以上均不对

7. 关节沿冠状轴可作（   ）。

    A. 屈和伸　　　　　　　B. 收和展　　　　　　　C. 旋转

    D. 环转　　　　　　　　E. 上述全错

8. 关于脊柱，下列说法正确的是（   ）。

    A. 共由 24 块椎骨连结而成

    B. 椎间盘的厚度约占脊柱全长的 1/2

    C. 有颈、胸、腰、骶四个生理弯曲

    D. 由于胸部椎间盘较薄，故该处运动幅度较大

    E. 仅能作小幅度的屈、伸运动

9. 关于成年人脊柱的构成，下列说法正确的是（   ）。

    A. 由全部椎骨、骶骨、尾骨及其连结组成

    B. 由颈椎、腰椎、骶椎和尾椎构成

    C. 其胸段参与构成胸腔和腹腔的骨性后壁

    D. 颈曲和骶曲凸向前，胸曲和腰曲凸向后

    E. 胸曲和腰曲凸向前，颈曲和骶曲凸向后

10. 关于椎间盘，下列说法正确的是(　　)。

    A. 由透明软骨构成

    B. 是连结相邻两椎体椎弓部分的纤维软骨板

    C. 由中央部的髓核和周围部的纤维环构成

    D. 参与椎管后壁的构成

    E. 是连结相邻两椎体的骨性结合

11. 下列关于椎间盘的说法，错误的是(　　)。

    A. 外周为纤维环　　　　　B. 内部为髓核

    C. 脊柱腰段椎间盘最厚　　D. 牢固连结两个椎骨，不能活动

    E. 外伤时髓核可向外突出

12. 黄韧带连于两个相邻的(　　)。

    A. 椎弓板之间　　　　　B. 椎弓根之间　　　　　C. 棘突之间

    D. 椎体之间　　　　　　E. 以上均不对

13. 关于前纵韧带，下列说法正确的是(　　)。

    A. 为连接相邻两椎弓的韧带

    B. 可防止椎间盘向后脱出

    C. 可防止脊椎过度后伸

    D. 细长，上起自枢椎

    E. 下达第 2 腰椎水平

14. 椎骨间的三种长连结是(　　)。

    A. 椎间盘、前纵韧带和后纵韧带

    B. 前纵韧带、黄韧带和后纵韧带

    C. 黄韧带、棘间韧带和棘上韧带

    D. 棘间韧带、前纵韧带和后纵韧带

    E. 前纵韧带、后纵韧带和棘上韧带

15. 不属椎弓间连结的是(　　)。

    A. 关节突关节　　　　　B. 棘上韧带　　　　　C. 棘间韧带

    D. 前纵韧带　　　　　　E. 黄韧带

16. 关于胸廓，以下说法错误的是(　　)。

    A. 由 12 块胸椎、12 对肋骨及胸骨连结而成

    B. 成人胸廓形态前后略扁，上宽下窄

    C. 上口由第 1 胸椎、第 1 肋和胸骨柄构成

    D. 下口由第 12 胸椎，第 11、12 肋前端，剑突及肋弓构成

    E. 其形态及大小与健康状况有关

17. 关于胸廓的描述，下列说法错误的是(　　)。

    A. 前后径小于横径

    B. 上窄下宽

    C. 吸气时，胸腔的容积扩大

    D. 胸廓上口是胸腔与颈部的通道

E. 胸廓下口小于胸廓上口

18. 关于囟的描述，下列说法错误的是（　　）。

    A. 由膜封闭　　　　　　　B. 前囟呈菱形

    C. 后囟呈三角形　　　　　D. 位于新生儿的颅盖骨之间

    E. 均在出生后不久闭合

19. 前囟闭合时间为（　　）。

    A. 出生前　　　　　　B. 出生后不久　　　　　C. 出生后 6 个月

    D. 出生后 1～2 岁　　　E. 出生后 3～5 岁

20. 下列关于颞下颌关节的描述，正确的是（　　）。

    A. 有囊内韧带

    B. 关节囊后部薄而松弛

    C. 由颞骨的下颌窝和下颌骨的下颌头构成

    D. 关节囊内无关节盘

    E. 上述全错

X 型题（有两个或两个以上的正确选项）

21. 关于椎间盘，以下描述正确的是（　　）。

    A. 为纤维软骨盘　　　B. 坚韧而无弹性　　　C. 连结相邻两个椎体

    D. 由纤维环和髓核构成　E. 位于椎弓板之间

22. 连结椎体的结构有（　　）。

    A. 黄韧带　　　　　　B. 前纵韧带　　　　　C. 后纵韧带

    D. 棘上韧带　　　　　E. 椎间盘

23. 椎弓间的连结结构有（　　）。

    A. 前纵韧带　　　　　B. 后纵韧带　　　　　C. 黄韧带

    D. 棘上韧带　　　　　E. 棘间韧带

24. 脊柱可作的运动有（　　）。

    A. 屈　　　　　　　　B. 伸　　　　　　　　C. 侧屈

    D. 旋转　　　　　　　E. 环转

25. 关于脊柱的描述，以下说法正确的是（　　）。

    A. 由椎骨、骶骨和尾骨借韧带、椎间盘连结而成

    B. 内有椎孔连成的椎管

    C. 两侧为椎间孔

    D. 可作屈伸、侧屈、旋转和环转运动

    E. 颈椎和腰椎的活动度更大

26. 脊柱的四个生理弯曲是（　　）。

    A. 颈曲凸向前　　　　B. 颈曲凸向后　　　　C. 胸曲凸向后

    D. 腰曲凸向前　　　　E. 骶曲凸向后

27. 椎骨连结的形式有（　　）。

    A. 关节　　　　　　　B. 骨性结合　　　　　C. 纤维连结

    D. 软骨连结　　　　　E. 缝

28. 构成胸廓的有（　　　）。
    A. 12 块胸椎　　　　B. 12 对肋骨　　　　C. 1 块胸骨
    D. 1 对锁骨　　　　E. 1 对肩胛骨
29. 围成胸廓上口的结构有（　　　）。
    A. 锁骨　　　　　　B. 胸骨柄上缘　　　　C. 肩胛骨
    D. 第 1 肋　　　　E. 第 1 胸椎
30. 下列关于颞下颌关节的说法，正确的有（　　　）。
    A. 属于联合关节
    B. 关节囊前壁较松弛
    C. 分上、下两个关节腔
    D. 有关节盘
    E. 下颌骨可作前伸运动

三、填空题

1. 骨与骨之间借纤维结缔组织、_____或_____相连，形成骨连结。
2. 关节的基本结构包括_____、_____和_____三部分。
3. 关节囊可分为内、外两层，外层为_____，内层为_____。
4. 关节的辅助结构包括韧带_____、_____、_____。
5. 脊柱是借 7 块_____、12 块胸椎、5 块腰椎、1 块_____、1 块尾骨和它们之间的骨连结共同构成的。
6. 胸廓是由 12 块_____、12 对_____、1 块胸骨和它们之间的骨连结共同构成的。
7. 肋骨和椎骨形成的关节有_____和_____。
8. 从侧方观察，脊柱有四个生理弯曲，其中_____曲和_____曲凸向前，_____曲和_____曲凸向后。
9. 脊柱有很大的运动性，可作_____，伸、侧屈、旋转和_____运动。
10. 脊柱有_____、保护和_____功能。
11. 关节面覆盖有_____，它和关节囊的_____共同围成关节腔。
12. 连结相邻两个椎体间的纤维软骨叫椎间盘，其中央部分称_____，周围部分称_____。
13. 前纵韧带能限制脊柱过度_____伸，后纵韧带能限制脊柱过度_____屈。
14. 颞下颌关节由下颌骨的_____与颞骨的_____构成。
15. 胸肋关节由第_____至_____肋软骨与胸骨相应的肋切迹构成。

四、问答题

1. 试述关节的基本构造和辅助结构。
2. 简述椎骨的连结。
3. 试述胸廓的构成。
4. 试述颞下颌关节的组成及结构特点。

四肢骨连结

一、名词解释

1. 界线（骨盆上口）　 2. 骨盆下口　 3. 足弓

二、选择题

A 型题（只有一个正确选项）

1. 人体最大最复杂的关节是（　　）。
   A. 肩关节　　　　　　　　B. 肘关节　　　　　　　　C. 髋关节
   D. 膝关节　　　　　　　　E. 桡腕关节

2. 构成肩关节的关节面有（　　）。
   A. 肱骨头和肩胛骨肩峰关节面
   B. 肱骨头和肩胛下窝
   C. 肱骨滑车与肩胛骨关节盂
   D. 肱骨头与肩胛骨关节盂
   E. 肱骨滑车与肩胛骨肩峰关节面

3. 关于前臂骨间膜，下列说法正确的是（　　）。
   A. 是连于尺桡骨间的骨膜　　B. 前臂旋前时最紧张
   C. 前臂旋后时最紧张　　　　D. 前臂半旋前时最紧张
   E. 以上均不对

4. 关于桡腕关节，下列说法正确的是（　　）。
   A. 由近侧列腕骨组成关节头
   B. 属于椭圆关节
   C. 由桡骨下面组成关节窝
   D. 关节囊紧张，运动受限
   E. 以上都对

5. 关于肘关节，下列说法正确的是（　　）。
   A. 由肱骨和尺骨组成
   B. 由肱骨和桡骨组成
   C. 关节囊前后有韧带加强
   D. 桡骨环状韧带附着于尺骨的桡切迹前后缘
   E. 可作屈、伸、收、展运动

6. 关于髋关节，下列说法正确的是（　　）。
   A. 由髋臼与股骨头构成
   B. 属椭圆关节
   C. 股骨头韧带有加固关节的作用
   D. 髂股韧带限制过屈
   E. 无上述情况

7. 关于膝关节，下列说法正确的是( )。
   A. 由股骨下端、胫骨和腓骨上端组成
   B. 关节囊广阔而松弛，四周有韧带加强
   C. 腓侧副韧带与关节囊相连
   D. 内侧半月板较大呈"O"形
   E. 无上述情况

8. 关于前交叉韧带，下列说法正确的是( )。
   A. 限制胫骨向前移动　　　　B. 起自股骨内侧髁
   C. 伸膝时最松弛　　　　　　D. 限制胫骨向后移动
   E. 屈膝时最紧张

9. 关于髋臼，下列说法正确的是( )。
   A. 也称髋臼窝　　　　　　　B. 窝内半月形的关节面为月状面
   C. 由髂骨和坐骨共同构成　　D. 位于髋骨的下内侧
   E. 其边缘下部的缺口称坐骨小切迹

10. 对肩关节的描述，下列说法正确的是( )。
    A. 关节腔有关节盘　　　　　B. 关节囊内有肌腱通过
    C. 关节盂大而深　　　　　　D. 只能作屈伸和收展运动
    E. 稳定、活动性小

11. 通过肩关节囊内的肌腱是( )。
    A. 肱二头肌短头腱　　　　　B. 肱二头肌长头腱　　　　C. 肱三头肌长头腱
    D. 喙肱肌的肌腱　　　　　　E. 冈上肌的肌腱

12. 不属于肘关节的是( )。
    A. 肱尺关节　　　　　　　　B. 肱桡关节　　　　　　　C. 桡骨环状韧带
    D. 桡尺近侧关节　　　　　　E. 桡尺远侧关节

13. 共同参与构成桡腕关节关节头的腕骨有( )。
    A. 钩骨、三角骨　　　　　　B. 钩骨、手舟骨
    C. 手舟骨、月骨、三角骨　　D. 手舟骨、月骨、豌豆骨
    E. 手舟骨、钩骨、月骨

14. 桡腕关节不能作( )。
    A. 前屈运动　　　　　　　　B. 外展运动　　　　　　　C. 内收运动
    D. 后伸运动　　　　　　　　E. 旋转运动

15. 在旋前运动时( )。
    A. 运动轴通过桡骨的垂直轴
    B. 桡、尺两骨均旋转
    C. 手掌向前
    D. 桡骨下端围绕尺骨头旋转
    E. 运动轴通过尺骨的长轴

16. 关于拇指腕掌关节，下列说法正确的是( )。
    A. 由大多角骨和第 1 掌骨底构成

    B. 是典型的球窝关节

    C. 对掌运动即为握掌运动

    D. 由第 1 掌骨头和拇指近节指骨底构成

    E. 只可作屈、伸、收、展和环转运动

17. 耻骨联合属于（　　）。

    A. 韧带连结　　　　　　B. 软骨连结　　　　　　C. 骨性连合

    D. 间接连结　　　　　　E. 上述全错

18. 下列关于髋关节韧带的叙述，正确的是（　　）。

    A. 股骨头韧带属于囊外韧带

    B. 轮匝带可约束股骨头向内脱出

    C. 耻股韧带可限制大腿旋内运动

    D. 坐股韧带可限制大腿旋外运动

    E. 髂股韧带限制大腿过度后伸

19. 下列关于膝关节韧带的说法，错误的是（　　）。

    A. 前交叉韧带能限制胫骨前移

    B. 后交叉韧带能限制胫骨后移

    C. 外侧有腓侧副韧带

    D. 内侧有胫侧副韧带

    E. 髌韧带止于胫骨内上髁

20. 下列关于踝关节的描述，正确的是（　　）。

    A. 由胫骨下端与跟骨构成　　B. 由胫骨、腓骨下端与距骨构成

    C. 由胫骨下端与距骨构成　　D. 囊内有韧带

    E. 囊外无韧带

X 型题（有两个或两个以上的正确选项）

21. 关于肩关节，以下描述正确的是（　　）。

    A. 由肱骨头和关节盂构成　　B. 关节囊厚而坚韧

    C. 可作屈、伸运动　　　　　D. 可作环转运动

    E. 灵活性比稳固性大

22. 关于髋关节，以下描述正确的是（　　）。

    A. 由髋臼和股骨头构成　　B. 关节囊厚而坚韧

    C. 稳固性比灵活性大　　　D. 可作屈、伸、收、展运动

    E. 可作环转运动

23. 关于膝关节，以下描述正确的是（　　）。

    A. 是人体最大、最复杂的关节

    B. 关节囊的两侧有胫侧副韧带和腓侧副韧带

    C. 关节囊内有前、后交叉韧带

    D. 可沿冠状轴和矢状轴运动

    E. 半屈位时可作旋转运动

24. 关于踝关节，以下描述正确的是（　　）。

A. 由胫、腓两骨下端和距骨滑车构成

B. 关节囊前、后壁松弛，两侧有韧带加强

C. 外侧韧带薄弱，足过度内翻时易损伤

D. 内侧韧带较坚韧

E. 可作屈伸、收展、旋内、旋外等多种运动

25. 关于肘关节，以下描述正确的是(　　)。

A. 是复关节 B. 分别包绕在 3 个关节囊内

C. 肱尺关节为屈戌关节 D. 关节囊前后壁较厚

E. 肱桡关节为车轴关节

26. 有关节盘的关节是(　　)。

A. 肩关节 B. 胸锁关节 C. 肘关节

D. 膝关节 E. 颞下颌关节

27. 有关节唇的关节包括(　　)。

A. 肩关节 B. 肘关节 C. 膝关节

D. 髋关节 E. 胸锁关节

28. 参与构成界线的结构有(　　)。

A. 骶岬 B. 耻骨梳 C. 弓状线

D. 耻骨结节 E. 耻骨联合上缘

29. 下列关于小骨盆的描述，正确的是(　　)。

A. 前壁短 B. 后壁长 C. 也称为真骨盆

D. 侧壁短 E. 成年男女有明显的差别

30. 参与前臂旋转运动的关节有(　　)。

A. 肱尺关节 B. 肱桡关节 C. 桡尺近侧关节

D. 桡尺远侧关节 E. 桡腕关节

三、填空题

1. 骨盆由 2 块_____、1 块_____、尾骨和它们之间的骨连结共同构成。

2. 肩关节由_____和肩胛骨的_____构成。

3. 肩关节有_____加深关节窝，关节囊的_____壁较薄弱。

4. 肘关节是由_____下端、_____上端和桡骨上端构成的复关节。

5. 肘关节的韧带主要有_____、_____和尺侧副韧带。

6. 髋关节由_____和_____构成。

7. 膝关节由_____、_____和髌骨构成。

8. 桡腕关节是由桡骨下端、尺骨下端的_____和_____、月骨、三角骨的近侧关节面共同构成。

9. 膝关节的前交叉韧带限制胫骨过度向_____移位，后交叉韧带的作用是限制胫骨过度向_____移位。

10. 髋关节绕冠状轴可作_____运动，矢状轴可作_____运动，垂直轴可作旋转运动。

11. 膝关节的关节囊两侧有_____和_____韧带。

12. 骶结节韧带和骶棘韧带与坐骨大、小切迹共同围成_____和_____。

13. 髋关节髋臼周缘借_____加深关节窝，股骨颈大部分位于关节囊内，髋关节属于典型的_____关节。

14. 股骨头韧带连结于_____和_____之间，内含血管。

15. 膝关节腔内有两片纤维软骨，即呈"C"形的_____和呈"O"形的_____。

16. 距小腿关节又称_____，由胫腓骨的下端与距骨滑车构成，属_____关节。

17. 足弓可分为_____、_____和横弓。

18. 在四肢关节中，有关节唇的关节有_____、_____。

四、问答题

1. 新生儿的颅有何特征？

2. 为什么肩关节脱位比髋关节脱位常见？

3. 试述髋关节的组成、结构特点和运动方式。

4. 试述膝关节的组成、结构特点与运动方式。

5. 简述足弓的基本构造及生理意义？

参考答案

总论、中轴骨连结

一、名词解释

1. 关节：又称间接连结，是骨连结的最高分化形式，以相对骨面间相互分离，具有充以滑液的腔隙，仅借周围的结缔组织相连结，因而一般具有较大的活动性。

2. 关节腔：为关节囊滑膜层和关节面共同围成的密闭腔隙，腔内含有少量滑液，呈负压，对维持关节的稳固有一定的作用。

3. 椎间盘：是连结于相邻两个椎体的纤维软骨盘，由中央部的髓核和周围部的纤维环组成，具有缓冲震荡及保护的作用。

4. 黄韧带：位于椎管内，是连结相邻椎弓板的韧带，由黄色的弹性纤维构成，协助围成椎管，并有限制脊椎过度前屈的作用。

二、选择题

A 型题

1. C 2. B 3. D 4. D 5. A 6. D 7. A 8. C 9. A 10. C 11. D 12. A 13. C 14. E 15. D 16. B 17. E 18. E 19. D 20. C

X 型题

21. ACD 22. BCE 23. CDE 24. ABCDE 25. ABCDE 26. ACDE 27. ABCD 28. ABC

29. BDE 30. ABCDE

三、填空题

1. 软骨 骨 2. 关节面 关节囊 关节腔 3. 纤维层 滑膜层 4. 关节盘 关节唇 滑膜囊和滑膜襞 5. 颈椎 骶骨 6. 胸椎 肋 7. 肋头关节 肋横突关节 8. 颈 腰 胸 骶 9. 屈 环转 10. 支持 运动 11. 关节软骨 滑膜层 12. 髓核 纤维环 13. 后 前 14. 下颌头 下颌窝和关节结节 15. 二 七

四、问答题

1. 关节的基本构造包括关节面、关节囊、关节腔。辅助结构包括韧带、关节盘、关节唇。

2. 相邻椎体借助椎间盘、前纵韧带、后纵韧带相连。相邻椎弓借助黄韧带、棘上韧带、棘间韧带、关节突关节相连。

3. 胸廓由 12 块胸椎、12 对肋和胸骨借助骨连结组成，具有上、下两口和前、后及外侧壁。上口由第 1 胸椎、第 1 肋和胸骨柄上缘围成；下口由第 12 胸椎、第 12 肋、第 11 肋前端、肋弓及剑突围成；两侧肋弓在中线相接，形成向下开放的胸骨下角。

4. 颞下颌关节由下颌骨髁突、颞骨关节面、居于二者之间的关节盘、关节周围的关节囊和关节韧带（颞下颌韧带、蝶下颌韧带、茎突下颌韧带）组成。该关节属于联动关节，内有关节盘。关节盘前部凹向下，后部凹向上，与关节结节和下颌窝的形态相对应，周缘与关节囊融合，将关节腔分为上、下两部分。关节腔前部较薄弱，因此，颞下颌关节易向前脱位。

四肢骨连结

一、名词解释

1. 界线（骨盆下口）：由骶骨岬向两侧经弓状线、耻骨梳、耻骨结节至耻骨联合下缘构成的环形界线，分为上方的大骨盆和下方的小骨盆。

2. 骨盆下口：由尾骨尖、骶结节韧带、坐骨结节、坐骨支、耻骨支和耻骨联合下缘围成，呈菱形。

3. 足弓：跗骨和跖骨借其连结形成凸向上的弓，称为足弓。

二、选择题

A 型题

1. D 2. D 3. A 4. B 5. D 6. A 7. B 8. A 9. B 10. B 11. B 12. E 13. C 14. E 15. D 16. A 17. B 18. E 19. E 20. B

X 型题

21. ACDE 22. ABCDE 23. ABCE 24. ABD 25. AC 26. BDE 27. AD 28. ABCDE 29. ABCE 30. BCD

三、填空题

1. 髋骨 骶骨 2. 肱骨头 关节盂 3. 关节唇 下 4. 肱骨 尺骨 5. 桡骨环状韧带 桡侧副韧带 6. 髋臼 股骨头 7. 股骨下端 胫骨上端 8. 关节盘 手舟骨 9. 前 后 10. 屈、伸 收、展 11. 胫侧副韧带 腓侧副韧带 12. 坐骨大孔 坐骨小孔 13. 髋臼唇 杵臼 14. 股骨头凹 髋臼横韧带 15. 内侧半月板 外侧半月板 16. 踝关节 屈戌 17. 内侧纵弓 外侧纵弓 18. 肩

关节 髋关节

四、问答题

1. 新生儿颅由于脑和感觉器官发育较快，而咀嚼功能尚未发育，因此脑颅大于面颅，其比例为8∶1（成人为4∶1）。新生儿的颅骨尚未发育完全，骨与骨之间的间隙较大，在颅顶各骨之间的间隙由结缔组织膜充填，称为颅囟。最大的囟位于矢状缝的前端，呈菱形，称为前囟（额囟），出生后1～2岁时闭合。在矢状缝与人字缝相交处有三角形的后囟（枕囟），生后不久就闭合。

2. 构成肩关节的肱骨头、关节盂的关节面比差大，二者接触面积也小。此外，该关节缺乏相应的固定装置。因此，肩关节比较灵活，但容易发生关节脱位（脱臼）。而构成髋关节的髋臼窝比较大且深，周缘的髋臼唇又加深了髋关节，几乎能完全容纳整个股骨头。在髋臼窝里面还有股骨头韧带加固髋关节。另外，髋关节外面的固定装置比较多。因此，髋关节比较稳定，但是灵活性小。

3. 髋关节由髋臼与股骨头构成，髋臼周缘有纤维软骨构成的髋臼唇，加深关节窝。髋臼横韧带扩大关节面，股骨头韧带营养并加固髋关节。髂股韧带加固髋关节。构成髋关节的关节面大，且固定装置多，因此比较稳定。髋关节属于多轴关节，可作屈、伸、收、展、旋外、旋内及环转运动。

4. 膝关节由股骨内外侧髁与胫骨内外侧髁、髌骨组成，膝关节囊薄而松弛，有较多的韧带加固，前壁有股四头肌腱、髌骨和髌韧带，内侧壁有胫侧副韧带，外侧壁有独立的囊外韧带腓侧副韧带，后壁有腘斜韧带。膝关节腔内有前交叉韧带、后交叉韧带、内外侧半月板。这些结构在加固膝关节的同时，也缓冲压力，吸收震荡。膝关节主要能作屈伸运动，在半屈膝位，可作小幅度的旋内、旋外运动。

5. 足弓由跗骨、跖骨及其连接构成，凸向上方，呈拱桥状，足弓的存在，增强了站立时的稳定性，并且能保护血管，使神经免受压迫，同时有利于缓冲震荡，减轻疲劳。

（孙丽丽 严志文）

第三章　骨骼肌

【目的要求】

1. 掌握颈部肌肉的分群、各群肌肉的主要作用。
2. 掌握胸锁乳突肌、斜方肌、背阔肌、竖脊肌、胸大肌的位置和主要作用。
3. 掌握膈的三个裂孔的名称、位置及穿经结构。
4. 掌握三角肌、肱二头肌、肱三头肌的作用；前臂肌的分群及功能。
5. 掌握臀大肌、髂腰肌、股四头肌、小腿三头肌的作用；大腿肌的分群、位置及各肌群的作用；小腿肌的分群及各肌群的功能。
6. 熟悉咀嚼肌的名称。
7. 熟悉腹前外侧肌群的层次、形成结构、纤维方向和作用。
8. 了解骨骼肌的形态、构造、起止、配布和作用，肌的命名，肌的辅助装置的结构特点与分布概况。
9. 了解面肌的组成、分布特点和功能。
10. 了解斜角肌间隙的组成及内容物。
11. 了解上肢带肌的位置、组成；手肌的分群，各肌的位置与作用。
12. 了解足肌的分群、位置及作用。

【标本道具】

全身肌肉标本，膈肌、咀嚼肌及颈肌标本，各部肌学挂图、模型。

【学习难点】

1. 膈的三个裂孔的名称、位置及穿经结构。
2. 腹前外侧肌群的层次、形成结构、纤维方向和作用。
3. 大腿肌的分群、位置及各肌群的功能。
4. 小腿肌的分群及各肌群的功能。

【学习内容】

一、总论

肌的组织分类

组织分类	分布	神经支配	运动
骨骼肌	运动系统	躯体神经	随意
平滑肌	内脏器官、血管壁	自主神经（内脏神经）	不随意
心肌	心		

（一）肌的形态和构造（骨骼肌）

1. 骨骼肌的类型：

形态	分布	作用
长肌	多见于四肢	收缩时肌显著缩短，而引起大幅度运动
短肌	多见于躯干部深层	收缩时只能产生小幅度运动
扁肌（阔肌）	多见于胸腹壁	运动兼保护内脏
轮匝肌	位于孔、裂周围	收缩时可闭合孔、裂

2. 骨骼肌的构造：

　肌性部（肌腹）：具有收缩能力
　腱性部（肌腱）：无收缩能力，扁肌的腱性部分称腱膜

（二）肌的起止、配布和作用

起点（定点）：于固定骨上的附着点（肢体近端或靠近正中面的附着点）。

动点（止点）：于移动骨上的附着点（肢体远端或远离正中面的附着点）。

（三）肌的辅助装置

肌的辅助装置包括筋膜、滑膜囊和腱鞘，具有保持肌的位置、减少摩擦和保护的作用。

二、头肌（头面部重要肌肉的概况）

分类	名称	起点	止点	作用	神经支配
面肌（表情肌）	枕额肌	额腹：帽状腱膜 枕腹：上项线	眉部皮肤帽状腱膜	提眉，皱眉后拉头皮	面神经
	眼轮匝肌	环绕眼裂周围		闭眼	
	口轮匝肌	环绕口裂周围		闭口	
咀嚼肌	咬肌	颧弓下缘和内面	下颌骨咬肌粗隆	上提下颌骨	三叉神经的下颌神经
	颞肌	颞窝	下颌骨冠突	上提下颌骨，后部分纤维可使下颌骨向后	
	翼内肌	翼窝	下颌骨翼肌粗隆	上提下颌骨	
	翼外肌	蝶骨大翼，翼突外侧板	下颌颈	两侧同时收缩使下颌骨向前，一侧收缩，下颌骨移向对侧	

三、颈肌

（一）颈浅肌

1. 颈阔肌

2. 胸锁乳突肌

　位置：颈部两侧皮下
　起止：起于胸骨柄上缘和锁骨内侧端，止于乳突
　功能：一侧收缩，头向同侧屈，面转向对侧；两侧同时收缩头后仰

（二）颈中肌

颈中肌包括舌骨上肌群、舌骨下肌群。

（三）颈深肌

斜角肌间隙：由前、中斜角肌与第 1 肋围成，其中有臂丛和锁骨下动脉通过。

四、躯干肌

1. 背肌（背部主要肌的概况）

名称		起点	止点	作用	神经支配
浅层	斜方肌	上项线、枕外隆凸、颈、胸椎棘突	锁骨外 1/3，肩峰及肩胛冈	肩胛骨向脊柱靠拢，外旋、内收	副神经
	背阔肌	脊柱下半段棘突、髂嵴及胸腰筋膜	肱骨小结节嵴	肱骨内收、旋内、后伸	胸背神经
深层	竖脊肌	骶骨背面和髂嵴的后部	椎骨、肋骨、枕骨、颞骨乳突	脊柱后伸、仰头、降肋	脊神经后支

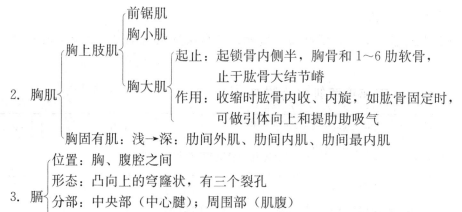

2. 胸肌
- 胸上肢肌
  - 前锯肌
  - 胸小肌
  - 胸大肌
    - 起止：起锁骨内侧半，胸骨和 1～6 肋软骨，止于肱骨大结节嵴
    - 作用：收缩时肱骨内收、内旋，如肱骨固定时，可做引体向上和提肋助吸气
- 胸固有肌：浅→深：肋间外肌、肋间内肌、肋间最内肌

3. 膈
- 位置：胸、腹腔之间
- 形态：凸向上的穹窿状，有三个裂孔
- 分部：中央部（中心腱）；周围部（肌腹）
- 功能：重要的呼吸肌，收缩助吸气、舒张助呼气，增加腹压，促进排便、分娩

膈上的 3 个裂孔：

名称	水平位置	通过结构
腔静脉孔	平对第 8 胸椎	下腔静脉
食管裂孔	平对第 10 胸椎	食管、迷走神经
主动脉裂孔	平对第 12 胸椎	胸主动脉、胸导管

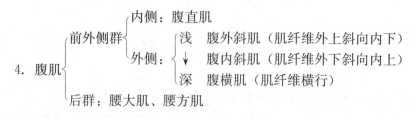

4. 腹肌
- 前外侧群
  - 内侧：腹直肌
  - 外侧：
    - 浅 腹外斜肌（肌纤维外上斜向内下）
    - ↓ 腹内斜肌（肌纤维外下斜向内上）
    - 深 腹横肌（肌纤维横行）
- 后群：腰大肌、腰方肌

五、四肢肌

（一）上肢肌

1. 上肢带肌：三角肌、冈上肌、冈下肌、小圆肌、大圆肌、肩胛下肌。

2. 臂肌：前群（肱二头肌、肱肌和喙肱肌）、后群（肱三头肌）。

3. 前臂肌：前群共9块，分4层排列；后群分浅、深两层。

4. 手肌：外侧群、内侧群、中间群。

5. 上肢重要肌的概况：

名称	位置	起点	止点	主要功能	神经支配
三角肌	肩部外侧	锁骨、肩峰、肩胛冈	肱骨三角肌粗隆	外展肩关节	腋神经
肱二头肌	上臂前面	肩胛骨盂上结节和喙突	桡骨粗隆	屈肘关节	肌皮神经
肱三头肌	上臂后面	盂下结节和肱骨后面	尺骨鹰嘴	伸肘关节	桡神经

（二）下肢肌

1. 髋肌：前群（髂腰肌、阔筋膜张肌）、后群（臀大肌、臀中肌、臀小肌、梨状肌、闭孔内肌、股方肌）。

2. 大腿肌：前群（缝匠肌、股四头肌）、内侧群（耻骨肌、长收肌、股薄肌、短收肌、大收肌）、后群（股二头肌、半腱肌、半膜肌）。

3. 小腿肌：前群（胫骨前肌、趾长伸肌、姆长伸肌）、外侧群（腓骨长肌和腓骨短肌）、后群（小腿三头肌、腘肌、趾长屈肌、姆长屈肌、胫骨后肌）。

4. 足肌。

5. 下肢重要肌的概况：

名称	位置	起点	止点	主要功能	神经支配
髂腰肌	髂窝和腰椎两侧	髂窝和腰椎	股骨小转子	屈髋关节	股神经
臀大肌	臀部	髂骨、骶骨	股骨臀肌粗隆	伸髋关节	臀下神经
股四头肌	大腿前面	髂前下棘、股骨	胫骨粗隆	伸膝屈髋	股神经
小腿三头肌	小腿后面	股骨下端、胫骨上端	跟骨结节	跖屈踝关节、屈膝	胫神经

（1）股四头肌：由股直肌、股内侧肌、股外侧肌、股中间肌组成。

（2）小腿三头肌：由腓肠肌内、外侧头和比目鱼肌组成。

测试题

肌学总论、头颈肌和躯干肌

一、名词解释

1. 肌的起点　2. 肌的止点　3. 筋膜　4. 腱膜　5. 滑膜囊　6. 腹股沟韧带

二、选择题

A 型题（只有一个正确选项）

1. 单块肌肉外面包裹的结缔组织称为（　　）。
 A. 肌外膜　　　　B. 肌间膜　　　　C. 肌内膜　　　　D. 肌束膜　　　　E. 肌中膜

2. 运动系统的动力部分是（　　）。
 A. 心横纹肌　　　B. 平滑肌　　　　C. 关节　　　　　D. 骨骼肌　　　　E. 骨

3. 肌腱的特性不包括（　　）。
 A. 呈白色　　　　　　　　　　　B. 韧性强
 C. 无收缩功能　　　　　　　　　D. 位于肌性部分的两端
 E. 有红肌和白肌之分

4. 不属于骨骼肌形态分类的是（　　）。
 A. 短肌　　　　　B. 长肌　　　　　C. 不规则肌　　　D. 阔肌　　　　　E. 轮匝肌

5. 肌的辅助装置中不包括（　　）。
 A. 肌纤维　　　　B. 浅筋膜　　　　C. 深筋膜　　　　D. 滑膜囊　　　　E. 腱鞘

6. 与腱系膜的构成密切相关的结构是（　　）。
 A. 腱纤维鞘　　　　　　　　　　B. 滑膜囊
 C. 腱滑膜鞘　　　　　　　　　　D. 浅筋膜
 E. 腱鞘的全层

7. 下列对面肌的描述，错误的是（　　）。
 A. 为扁薄的皮肌　　　　　　　　B. 位置较深　　　C. 止于皮肤
 D. 大多起于颅骨的不同部位　　　E. 主要分布于面部孔裂周围

8. 肌纤维止于咬肌粗隆的骨骼肌是（　　）。
 A. 鼻肌　　　　　　　　　　　　B. 胸锁乳突肌
 C. 咬肌　　　　　　　　　　　　D. 颞肌
 E. 翼内肌

9. 下列对咀嚼肌的叙述，错误的是（　　）。
 A. 咬肌、颞肌和翼外肌上提下颌
 B. 咬肌、颞肌和翼内肌上提下颌
 C. 翼外肌一侧收缩拉下颌向对侧
 D. 翼外肌双侧收缩拉下颌向前
 E. 颞肌后部纤维使下颌后退

10. 胸锁乳突肌的止点是（　　）。
 A. 下颌骨的下颌体　　　　　　　B. 锁骨的胸骨端
 C. 胸骨柄前面　　　　　　　　　D. 颞骨的乳突
 E. 咬肌粗隆

11. 属于舌骨下肌群的是（　　）。
 A. 二腹肌　　　　　　　　　　　B. 下颌舌骨肌
 C. 颏舌骨肌　　　　　　　　　　D. 茎突舌骨肌

E. 肩胛舌骨肌

12. 下列经过斜角肌间隙的结构是（　　）。
 A. 锁骨下动脉　　　　　　B. 锁骨下静脉
 C. 锁骨上静脉　　　　　　D. 腋动脉
 E. 隐神经

13. 下列不属于背肌的是（　　）。
 A. 斜方肌　B. 肩胛提肌　C. 菱形肌　D. 竖脊肌　E. 前锯肌

14. 全身最大的扁肌是（　　）。
 A. 腹直肌　B. 腹外斜肌　C. 背阔肌　D. 胸大肌　E. 枕额肌

15. 瘫痪时产生"塌肩"体征的骨骼肌是（　　）。
 A. 三角肌　B. 大圆肌　C. 冈上肌　D. 斜方肌　E. 胸大肌

16. 背肌中最长、最大的肌是（　　）。
 A. 夹肌　B. 竖脊肌　C. 肩胛提肌　D. 腰大肌　E. 背阔肌

17. 属于胸固有肌的是（　　）。
 A. 胸大肌　　　　　　B. 胸小肌
 C. 前锯肌　　　　　　D. 冈下肌
 E. 肋间内肌

18. 肋间外肌收缩时（　　）。
 A. 上臂外展　　　　　　B. 上臂内收
 C. 助吸气　　　　　　D. 助呼气
 E. 与呼吸无关

19. 有迷走神经经过的解剖结构是（　　）。
 A. 食管裂孔　B. 主动脉裂孔　C. 腔静脉孔　D. 枕骨大孔　E. 破裂孔

20. 下腔静脉经过膈的（　　）。
 A. 冠状窦口　　　　　　B. 腰肋三角
 C. 腔静脉孔　　　　　　D. 主动脉裂孔
 E. 食管裂孔

21. 膈上平第12胸椎的裂孔是（　　）。
 A. 上腔静脉孔　B. 下腔静脉孔　C. 主动脉裂孔　D. 食管裂孔　E. 卵圆孔

22. 与呼吸运动无关的肌是（　　）。
 A. 大收肌　　　　　　B. 膈肌
 C. 肋间内肌　　　　　　D. 胸大肌
 E. 肋间外肌

X 型题（有两个或两个以上的正确选项）

23. 按照肌的外形，可将其分为（　　）。
 A. 长肌　B. 不规则肌　C. 短肌　D. 阔肌　E. 轮匝肌

24. 肌的辅助装置包括（　　）。
 A. 筋膜　B. 滑膜囊　C. 腱膜　D. 腱鞘　E. 肌腱

25. 腱鞘的滑膜层包括（　　）。

A. 滑膜囊   B. 腱鞘

C. 滑膜脏层   D. 滑膜壁层

E. 腱纤维鞘

26. 咀嚼肌包括（　　）。

A. 颞肌   B. 颅顶肌   C. 翼内肌   D. 鼻肌   E. 颈阔肌

27. 涉及胸锁乳突肌起止点的解剖结构是（　　）。

A. 舌骨   B. 颞骨   C. 胸骨   D. 肩胛骨   E. 锁骨

28. 下列对胸锁乳突肌的描述，正确的是（　　）。

A. 起于胸骨柄和锁骨的胸骨端，止于颞骨乳突

B. 位于颈部浅层

C. 一侧收缩使头屈向同侧，并使面转向对侧

D. 两侧收缩，使头前倾

E. 受颈丛神经支配

29. 属于舌骨下肌群的是（　　）。

A. 甲状舌骨肌   B. 肩胛舌骨肌   C. 胸骨舌骨肌

D. 颏舌骨肌   E. 下颌舌骨肌

30. 参与构成斜角肌间隙的解剖结构包括（　　）。

A. 前斜角肌   B. 中斜角肌   C. 后斜角肌   D. 第1肋   E. 第2肋

31. 胸大肌的起点是（　　）。

A. 三角肌粗隆   B. 关节结节   C. 锁骨的内侧半

D. 胸骨   E. 第1~6肋软骨

32. 下列关于竖脊肌的描述，正确的是（　　）。

A. 为背肌中最大最长者

B. 起自于骶骨背面和髂嵴的后部

C. 收缩时使脊柱后伸和仰头

D. 使前臂内收

E. 使小腿外旋

33. 通过膈食管裂孔的解剖结构是（　　）。

A. 胸主动脉   B. 食管   C. 迷走神经   D. 气管   E. 脊柱

34. 膈的三部分之间的薄弱区域是（　　）。

A. 颈上三角   B. 腹股沟三角

C. 腰肋三角   D. 腹股沟管

E. 胸肋三角

35. 膈在收缩时（　　）。

A. 膈的穹窿下降   B. 胸腔容积扩大

C. 帮助呼气   D. 膈的穹窿上升

E. 帮助吸气

36. 胸大肌的作用包括（　　）。

A. 使肩关节内收   B. 使肩关节旋内

    C.　使肩关节前屈　　　　　　　　D.　屈肘关节

    E.　伸膝关节

37. 属于背肌的有（　　　）。

    A.　斜方肌　　　　　　　　　　　B.　背阔肌

    C.　前锯肌　　　　　　　　　　　D.　竖脊肌

    E.　肩胛下肌

38. 斜方肌的起点包括（　　　）。

    A.　上项线　　　　　　　　　　　B.　枕外隆凸

    C.　项韧带　　　　　　　　　　　D.　第 7 颈椎棘突

    E.　全部胸椎棘突

39. 参与提睾肌构成的骨骼肌有（　　　）。

    A.　腹内斜肌　　B.　腹外斜肌　　C.　腹直肌　　　D.　腹横肌　　　E.　腰大肌

40. 构成腹股沟镰（联合腱）的相关骨骼肌是（　　　）。

    A.　腹内斜肌　　B.　腹外斜肌　　C.　腹直肌　　　D.　腹横肌　　　E.　腰大肌

三、填空题

1. 每块骨骼肌包括＿＿＿＿＿＿＿和＿＿＿＿＿＿＿两部分。

2. 阔肌的＿＿＿＿＿＿部分呈薄膜状，称为＿＿＿＿＿＿＿。

3. 按照肌的外形可将其分为长肌、＿＿＿＿＿＿、短肌、＿＿＿＿＿＿＿。

4. 肌的辅助装置包括＿＿＿＿＿＿、＿＿＿＿＿＿和腱鞘。

5. 腱鞘的纤维层又称为＿＿＿＿＿＿，而其滑膜层又称为＿＿＿＿＿＿。

6. 腱滑膜鞘由＿＿＿＿＿＿＿和＿＿＿＿＿＿两层共同构成。

7. 颅顶肌由两个＿＿＿＿＿＿和中间的＿＿＿＿＿＿构成。

8. 咬肌起点为颧弓的下缘和内面，止于＿＿＿＿＿＿，收缩时上提＿＿＿＿＿＿＿。

9. 颞肌起自于＿＿＿＿＿＿，止于下颌骨的冠突，使＿＿＿＿＿＿上提。

10. 胸锁乳突肌起自于＿＿＿＿＿＿和＿＿＿＿＿＿，二头会合后止于颞骨的乳突。

11. 一侧胸锁乳突肌收缩时使头向＿＿＿＿＿＿倾斜，脸转向＿＿＿＿＿＿。

12. 舌骨下肌群包括胸骨舌骨肌、＿＿＿＿＿＿、胸骨甲状肌和＿＿＿＿＿＿＿。

13. 斜角肌间隙是由＿＿＿＿＿＿斜角肌和＿＿＿＿＿＿共同构成的空隙。

14. 通过斜角肌间隙的解剖结构是＿＿＿＿＿＿和＿＿＿＿＿＿。

15. 斜方肌止于锁骨外侧 1/3、＿＿＿＿＿＿和＿＿＿＿＿＿。

16. 背阔肌收缩时使＿＿＿＿＿＿内收、旋内和＿＿＿＿＿＿。

17. 胸大肌起于锁骨的内侧半、＿＿＿＿＿＿和第 1～6 肋软骨等处，止于＿＿＿＿＿＿。

18. 胸大肌的作用是使肩关节内收、＿＿＿＿＿＿＿和＿＿＿＿＿＿。

19. 肋间内肌收缩时，＿＿＿＿＿＿，使胸廓纵径及横径扩大，以助＿＿＿＿＿＿。

20. 通过食管裂孔的解剖结构是＿＿＿＿＿＿和＿＿＿＿＿＿。

21. 膈的主动脉裂孔位于＿＿＿＿＿＿的前方，其中有主动脉和＿＿＿＿＿＿通过。

22. 腹股沟韧带是腹外斜肌腱膜的下缘连于＿＿＿＿＿和＿＿＿＿之间所形成的结构。

23. 腹股沟镰又称联合腱，由＿＿＿＿＿＿和＿＿＿＿＿＿的腱膜共同构成。

四、问答题

1. 简述肌的形态分类及其辅助装置。
2. 简述参与颞下颌关节上提、下降、前移、后退和左右移动的肌肉的名称及作用。
3. 何谓斜角肌间隙？通过其中的解剖结构有哪些？有何临床意义？
4. 试述胸锁乳突肌的位置、起止点及功能。
5. 试述胸大肌的位置、起止点和作用。
6. 参与呼吸的肌有哪些？各有什么作用？
7. 简述膈的位置、功能以及膈上三个裂孔的名称及穿经结构。
8. 试述腹前外侧壁肌的位置、层次及形态结构。

四肢肌

一、名词解释

1. 肱二头肌　2. 肱三头肌　3. 小腿三头肌　4. 股四头肌

二、选择题

A 型题（只有一个正确选项）

1. 三角肌的作用为（　　）。
    A. 内收肩关节　　　　　　B. 外旋肘关节　　　　　　C. 外展肩关节
    D. 伸肘关节　　　　　　　E. 环转肩关节

2. 三角肌的止点（　　）。
    A. 臀肌粗隆　　　　　　　B. 肩峰　　　　　　　　　C. 尺骨鹰嘴
    D. 三角肌粗隆　　　　　　E. 桡骨小头

3. 瘫痪时将产生"方肩"体征的骨骼肌是（　　）。
    A. 三角肌　　　　　　　　B. 冈下肌　　　　　　　　C. 小圆肌
    D. 斜方肌　　　　　　　　E. 肩胛下肌

4. 肱二头肌长头腱的起点位于（　　）。
    A. 肩胛骨盂上结节　　　　B. 肩胛骨盂下结节　　　　C. 肩峰
    D. 肱骨上端　　　　　　　E. 肩胛冈

5. 肱三头肌的肌腱止于（　　）。
    A. 桡骨粗隆　　　　　　　B. 尺骨鹰嘴　　　　　　　C. 肱骨内侧髁
    D. 肱骨外侧髁　　　　　　E. 肱骨下段

6. 下列属于前臂伸肌的是（　　）。
    A. 肱桡肌　　　　　　　　B. 掌长肌　　　　　　　　C. 旋前圆肌
    D. 旋前方肌　　　　　　　E. 小指伸肌

7. 在肩关节外展中最重要的一对肌肉是（　　）。
    A. 冈上肌和肩胛下肌　　　B. 三角肌和肩胛下肌　　　C. 三角肌和大圆肌

　　D.　三角肌和冈上肌　　　　　E.　冈上肌和小圆肌

8.　既能使肩关节前屈，又能使其后伸的是（　　　）。

　　A.　胸大肌　　　　　　　　B.　背阔肌　　　　　　　C.　三角肌

　　D.　小圆肌　　　　　　　　E.　大圆肌

9.　伸肘关节的肌为（　　　）。

　　A.　肱肌　　　　　　　　　B.　肱三头肌　　　　　　C.　肱桡肌

　　D.　喙肱肌　　　　　　　　E.　肱二头肌

10.　髋肌中不包括（　　　）。

　　A.　髂肌　　　　　　　　　B.　腰大肌　　　　　　　C.　腰小肌

　　D.　梨状肌　　　　　　　　E.　阔筋膜张肌

11.　臀大肌的止点位于髂胫束和（　　　）。

　　A.　股骨大转子　　　　　　B.　股骨小转子　　　　　C.　股骨内侧髁

　　D.　股骨髁间窝　　　　　　E.　股骨臀肌粗隆

12.　缝匠肌的作用是（　　　）。

　　A.　屈髋伸膝　　　　　　　B.　屈髋屈膝　　　　　　C.　同股二头肌

　　D.　屈肩关节　　　　　　　E.　伸肘关节

13.　下列对股四头肌的叙述，错误的是（　　　）。

　　A.　为大腿前群肌　　　　　B.　有四个肌头形成一腱　　C.　作用屈髋屈膝

　　D.　作用屈髋伸膝　　　　　E.　受股神经支配

14.　下列对小腿三头肌的叙述，错误的是（　　　）。

　　A.　包括腓肠肌和比目鱼肌

　　B.　以跟腱止于距骨

　　C.　以跟腱止于跟骨

　　D.　使足跖屈和屈膝关节

　　E.　受胫神经支配

15.　最强大的伸髋关节的肌是（　　　）。

　　A.　股四头肌　　　　　　　B.　半腱肌　　　　　　　C.　半膜肌

　　D.　股二头肌　　　　　　　E.　臀大肌

16.　既能屈髋关节又能伸膝关节的肌是（　　　）。

　　A.　大收肌　　　　　　　　B.　股直肌　　　　　　　C.　髂腰肌

　　D.　股薄肌　　　　　　　　E.　缝匠肌

X 型题（有两个或两个以上的正确选项）

17.　三角肌的起点位于（　　　）。

　　A.　锁骨外侧段　　　　　　B.　锁骨内侧端　　　　　C.　肩胛骨的肩峰

　　D.　肩胛冈　　　　　　　　E.　肱骨上端

18.　上肢的臂肌包括（　　　）。

　　A.　肱二头肌　　　　　　　B.　肱三头肌　　　　　　C.　肱肌和喙肱肌

　　D.　旋前方肌和旋前圆肌　　E.　肱桡肌和肩胛下肌

19.　肱二头肌（　　　）。

      A. 短头起自肩胛骨的肩胛切迹

      B. 长头起自肩胛骨盂下结节

      C. 止于桡骨粗隆

      D. 止于尺骨鹰嘴

      E. 可协助屈肩关节

20. 下列属于前臂前群肌的是（　　　　）。

      A. 肱桡肌   B. 旋前圆肌   C. 旋前方肌

      D. 桡侧腕屈肌   E. 指浅屈肌

21. 使臂内收的肌有（　　　）。

      A. 大圆肌   B. 喙肱肌   C. 冈上肌

      D. 三角肌   E. 肩胛下肌

22. 臀大肌的起点位于（　　　　）。

      A. 髂骨翼外面   B. 髂前上棘   C. 髂前下棘

      D. 骶骨前面   E. 骶骨背面

23. 属于大腿后群肌的是（　　　）。

      A. 股四头肌   B. 股二头肌   C. 耻骨肌

      D. 半腱肌   E. 半膜肌

24. 伸髋关节的肌有（　　　　）。

      A. 臀大肌   B. 股二头肌   C. 半腱肌

      D. 半膜肌   E. 股四头肌

25. 小腿三头肌（　　　　）。

      A. 浅表的为腓肠肌   B. 较深的为比目鱼肌   C. 作用同股二头肌

      D. 止于跟骨   E. 可屈膝关节

26. 小腿前群肌有（　　　　）。

      A. 趾长伸肌   B. 比目鱼肌   C. 踇长伸肌

      D. 趾短伸肌   E. 腓肌长肌

三、填空题

1. 上肢肌包括上肢带肌、臂肌、_____和_____。

2. 上肢带肌配布于_____周围，均起于上肢带骨，止于_____。

3. 三角肌起自锁骨的外侧段、_____和_____。

4. 上肢肌中止于三角肌粗隆的骨骼肌是_____，其主要作用是_____。

5. 上肢的臂肌前群包括_____、_____和肱肌。

6. 肱三头肌的主要作用是_____，其长头还可以_____。

7. 与前臂旋转功能有关的肌是旋前圆肌、_____和_____。

8. 手肌的中间群包括 4 块_____和 7 块_____。

9. 下肢肌分为髋肌、大腿肌、_____和_____。

10. 髋肌中的髂腰肌是由_____和_____组成的。

11. 梨状肌起自_____，其肌纤维向外止于_____。

12. 臀大肌肌质厚实，其_____部无重要的神经和血管通过，为肌内注射最常选样的部位。

13. 股四头肌止点位于_____，其主要功能是_____。

14. 股二头肌长头起点位于_____，短头起点位于股骨粗线，止点位于_____。

15. 大腿后群肌包括股二头肌、_____和_____。

16. 小腿三头肌是由_____和_____组成的。

四、问答题

1. 简述上臂肌的分群，各肌群的名称及作用。
2. 试述股四头肌的构成、起止点和作用。
3. 简述运动拇指的肌的名称及作用。
4. 运动肩关节的肌有哪些？
5. 使肘关节屈、伸和前臂旋前、旋后的肌各有哪些？
6. 运动髋关节的肌有哪些？
7. 使膝关节屈、伸、旋内和旋外的肌各有哪些？

参考答案

肌学总论、头颈肌和躯干肌

一、名词解释

1. 肌的起点：肌在固定骨上的附着点称起点，通常把接近身体正中面或靠四肢近侧端的附着点作为起点或定点。

2. 肌的止点：肌在移动骨上的附着点称止点，通常把远离身体正中面或靠四肢远侧端的附着点看作止点或动点。

3. 筋膜：是广泛存在的结缔组织结构，遍布全身，外观多样，可分为浅筋膜和深筋膜两种。

4. 腱膜：是指扁肌的肌腱，扁宽呈膜状，由致密的结缔组织构成，质地坚韧，无收缩功能。

5. 滑膜囊：是位于腱与骨面相接触的封闭的结缔组织囊，壁薄且内含滑液，可减少关节活动时的摩擦。

6. 腹股沟韧带：是腹外斜肌肌腱的下缘卷曲增厚在髂前上棘与耻骨结节之间形成的具有弹性和韧性的腱性结构，其在局部形成腔隙韧带、耻骨梳韧带及腹股沟管浅环。

二、选择题

A 型题

1. A 2. D 3. E 4. C 5. A 6. C 7. B 8. C 9. A 10. D 11. E 12. A 13. E 14. C 15. D 16. B 17. E 18. C 19. A 20. D 21. C 22. A

X 型题

23. ACDE 24. ABD 25. CD 26. AC 27. BCE 28. ABC 29. ABC 30. ABD 31. CDE 32. ABC 33. BC 34. CE 35. ABE 36. ABC 37. ABD 38. ABCDE 39. AD 40. AD

三、填空题

1. 肌腱　肌腹　2. 腱性　腱膜　3. 阔肌　轮匝肌　4. 筋膜　滑膜囊　5. 腱纤维鞘　腱滑膜鞘　6. 脏层　壁层　7. 肌腹　帽状腱膜　8. 咬肌粗隆　下颌骨　9. 颞窝　下颌骨　10. 胸骨柄前端　锁骨的胸骨端　11. 同侧　对侧　12. 甲状舌骨肌　肩胛舌骨肌　13. 前、中　第1肋　14. 锁骨下动脉　臂丛　15. 肩峰　肩胛冈　16. 肱骨　后伸　17. 胸骨　肱骨大结节嵴　18. 旋内　前屈　19. 提肋　吸气　20. 食管　迷走神经　21. 第12胸椎（T_{12}）　胸导管　22. 髂前上棘　耻骨结节　23. 腹内斜肌　腹横肌

四、问答题

1. 肌根据形态可分为长肌、短肌、扁肌（阔肌）和轮匝肌四种。长肌：多见于四肢，收缩时明显缩短，引起大幅度运动。短肌：多见于躯干深层，呈短小的束状，收缩幅度较小。扁肌：宽扁呈薄片状，多见于胸腹壁，除运动功能外还兼有保护内脏的作用。轮匝肌：位于孔、裂的周围，收缩时可以关闭孔、裂。

肌的辅助装置包括筋膜、滑膜囊、腱鞘和籽骨等。筋膜分浅筋膜和深筋膜，浅筋膜富含脂肪，有血管、淋巴管和皮神经分布；深筋膜对深部结构有保护、支持和约束作用。滑膜囊：为封闭的结缔组织囊，内有滑液，多位于腱与骨面相接触处，以减少两者之间的摩擦。腱鞘：包围在手、足肌腱外面的鞘管，存在于活动性较大的部位。腱鞘可分纤维层和滑膜层两部分。

2. 咬肌、颞肌、翼内肌上提下颌骨，使上、下颌的牙互相咬合；翼外肌是张口肌，使下颌骨下降；颞肌的后部肌束作用，可使下颌骨后退；咬肌和翼内肌共同作用，使下颌骨前移；一侧翼内肌和翼外肌同时收缩，使下颌骨向左右移动。

3. 前、中斜角肌与第1肋之间形成三角形的间隙，称为斜角肌间隙，内有锁骨下动脉和臂丛神经通过。当前斜角肌肥大时，易压迫这些结构，造成"斜角肌综合征"。

4. 胸锁乳突肌斜位于颈部两侧皮下，大部分为颈阔肌覆盖，起自胸骨柄前面和锁骨的胸骨端，二头会合斜向后上方，止于颞骨的乳突。作用是一侧肌肉收缩使头向同侧倾斜，脸转向对侧，两侧收缩可使头后仰。

5. 胸大肌位于胸前壁的上部，起于锁骨内侧半、胸骨和第1~6肋软骨，止于肱骨大结节下部。收缩时可使肩关节内收、旋内和前屈。当上肢固定时，还可引体向上，并可提肋助吸气。

6. 呼吸肌主要包括肋间外肌、肋间内肌和膈。其中肋间外肌可提肋助吸气，肋间内肌可降肋助呼气。膈是最重要的呼吸肌，收缩时膈穹窿下降，增大胸腔容积助吸气；松弛时膈穹窿上升，恢复原位，胸腔容积减小可助呼气。

7. 膈位于胸腹腔之间，成为胸腔的底和腹腔的顶。膈为主要的呼吸肌，膈中央部为腱膜，称中心腱，周围部为肌纤维。根据肌纤维起始部位不同分为胸骨部、肋部和腰部。在中心腱上有穿过膈的三个裂孔：主动脉裂孔，有主动脉和胸导管通过；食管裂孔，有食管和迷走神经通过；腔静脉裂孔，有下腔静脉通过。

8. ①腹前壁肌：主要是一块腹直肌，它位于腹前壁正中线的两侧，有3或4个腱划，肌表面被腹直肌鞘包裹。②腹外侧壁肌包括腹外斜肌、腹内斜肌和腹横肌。腹外斜肌位于腹外侧壁的浅层，肌纤维由外上方斜向内下方，大部分移行为腱膜。腱膜下缘卷曲增厚，连于髂前上棘和耻骨结节间形成腹股沟韧带。腹内斜肌位于腹外斜肌深部，大部分纤维由外下方行向内上方并移行为腱膜。腹横肌位于腹内斜肌的深部，肌纤维横行向内，移行为腱膜。腹内斜肌腱膜的下内侧部与腹横肌腱膜的下部会合，共同形成腹股沟镰（又称联合腱）。腹内斜肌及腹横肌的下缘少量肌纤维包绕精索入阴囊，形成提睾肌。

四肢肌

一、名词解释

1. 肱二头肌：位于臂肌前群的浅层，起端有两个头，长头起自肩胛骨关节盂的上方，短头起自肩胛骨的喙突，两头合并成肌腹，经肘关节前方下行，止于桡骨粗隆。收缩时可屈肘关节和肩关节，当前臂处于旋前位时，可使其旋后。

2. 肱三头肌：属于臂肌的后群，位于肱骨的后面。起端有三个头，长头起自肩胛骨关节盂的下方，外侧头、内侧头均起自肱骨的背面，三头会合成肌腹，经肘关节的后方，止于尺骨鹰嘴。收缩时可伸肘关节和肩关节。

3. 小腿三头肌：位于小腿后群，主要由浅层的腓肠肌及深层的比目鱼肌构成。三个头会合，在小腿的上部形成膨隆的小腿肚，向下续为跟腱，止于跟骨。其作用为屈踝关节和屈膝关节，在站立时，能固定踝关节和膝关节，以防止身体向前倾倒。

4. 股四头肌：股四头肌是全身最大的肌，有四个头，即股直肌、股内侧肌、股外侧肌、股中间肌。四个头向下形成一个腱，包绕髌骨的前面及两侧，向下延续为髌韧带，止于胫骨粗隆，作用是伸膝关节和屈髋关节。

二、选择题

A 型题

1. C 2. D 3. A 4. A 5. B 6. E 7. D 8. C 9. B 10. C 11. E 12. B 13. C
14. B 15. D 16. B

X 型题

17. ACD 18. AC 19. CE 20. ABCDE 21. ABE 22. AE 23. BDE 24. ABCD 25. ABDE
26. AC

三、填空题

1. 前臂肌 手肌 2. 肩关节 肱骨 3. 肩峰 肩胛冈 4. 三角肌 外展肩关节 5. 肱二头肌 喙肱肌 6. 伸肘关节 后伸和内收肩关节 7. 旋前方肌 旋后肌 8. 蚓状肌 骨间肌 9. 小腿肌 足肌 10. 腰大肌 髂肌 11. 盆内骶骨前面 股骨大转子 12. 外上 1/4 13. 胫骨粗隆 伸膝屈髋 14. 坐骨结节 腓骨头 15. 半腱肌 半膜肌 16. 腓肠肌 比目鱼肌

四、问答题

1. 臂肌覆盖肱骨，以内侧和外侧两个肌间隔分隔。前群为屈肌，后群为伸肌。

前群包括浅层的肱二头肌和深层的肱肌和喙肱肌。肱二头肌的作用是屈肘关节，当前臂处于旋前位时，能使其旋后，此外，还能协助屈上臂。喙肱肌的作用是协助上臂前屈和内收。肱肌的作用是屈肘关节。

后群为肱三头肌，其作用为伸肘关节。长头可使上臂后伸和内收。

2. 股四头肌是全身最大的肌，由股直肌、股内侧肌、股外侧肌、股中间肌构成。股直肌起自髂前下棘；股内侧肌和股外侧肌分别起自股骨粗线内、外侧唇；股中间肌位于股直肌的深面，在股内、外侧肌之间，起自股骨体的前面。四个头向下形成一个腱，包绕髌骨的前面及两侧，向下延续为髌韧带，止于胫骨粗隆。作用为伸膝关节、屈髋关节。

3. 拇长屈肌、拇短屈肌：屈拇指。

拇长伸肌、拇短伸肌：伸拇指。

拇长展肌、拇短展肌：外展拇指。

拇收肌：内收拇指。

拇对掌肌：使拇指对掌。

4. 运动肩关节的肌：①屈：胸大肌、三角肌前部肌束、肱二头肌、喙肱肌。②伸：背阔肌、三角肌后部肌束、大圆肌和肱三头肌长头。③外展：三角肌、冈上肌。④内收：胸大肌、背阔肌、大圆肌和肱三头肌长头。⑤旋内：肩胛下肌、胸大肌、背阔肌、大圆肌和三角肌前部肌束。⑥旋外：冈下肌、小圆肌和三角肌后部肌束。

5. 运动肘关节的肌：①屈：肱二头肌、肱肌、肱桡肌。②伸：主要是肱三头肌。③旋前：旋前圆肌、旋前方肌。④旋后：旋后肌和肱二头肌。

6. 运动髋关节的肌：①屈：髂腰肌、阔筋膜张肌、缝匠肌、股直肌。②伸：臀大肌、股二头肌、半腱肌、半膜肌。③外展：臀中肌、臀小肌。④内收：长收肌、短收肌、大收肌、耻骨肌、股薄肌。⑤旋内：臀中肌和臀小肌（前部肌束）。⑥旋外：髂腰肌、臀大肌、臀中肌和臀小肌（后部肌束）、梨状肌、股内侧肌群。

7. 运动膝关节的肌：①屈：股二头肌、半腱肌、半膜肌、缝匠肌和腓肠肌。②伸：股四头肌。③旋外：股二头肌。④旋内：半腱肌、半膜肌。

（刘　夑　王艳秋）

第二篇　内脏学

第一章　总　论

【目的要求】

1. 掌握胸、腹部的标志线和腹部的分区。
2. 熟悉内脏的概念、内脏的范围及各系统的主要功能。
3. 了解内脏各系统及各系统之间的关系
4. 了解内脏的一般结构。

【学习难点】

胸部的标志线和腹部的分区。

【学习内容】

1. 内脏的一般形态和结构。
2. 胸、腹部的标志线和腹部的分区。

第二章　消化系统

【目的要求】

1. 掌握消化系统的组成。
2. 掌握牙的记录方式。
3. 掌握唾液腺的名称、位置和导管开口部位。
4. 掌握咽的分部和各部的主要结构。
5. 掌握食管的起止、分段、狭窄部位及距离中切牙的距离。
6. 掌握阑尾的形态、位置，阑尾根部的体表投影。
7. 掌握胃、十二指肠、空肠、回肠、大肠的形态、分部及位置。
8. 掌握肝的形态、毗邻、一般特性和形态。
9. 掌握胆囊的位置、形态、分部、体表投影及胆囊三角的组成。
10. 熟悉牙的形态结构。
11. 熟悉舌黏膜特征以及颏舌肌的起止、位置和作用。
12. 熟悉胰的位置、形态和分部。

13. 了解胃壁的结构。

14. 了解肝段的概念及肝的主要功能。

【标本教具】

1. 挂图：消化系统全套挂图。

2. 标本：消化系统、消化管矢状切、肝、胆囊 、胰、空肠或回肠部位肠壁。

3. 模型：乳牙、恒牙模型，胃整体模型，肝模型，肝外胆道模型。

【学习难点】

1. 咽峡的构成，牙的形态和结构、牙式。

2. 输胆管道的组成；胆汁的排出途径。

3. 阑尾的形态、位置，阑尾根部的体表投影，结肠的形态特征。

【学习内容】

一、消化系统各段名称、分界标志及通连关系

口腔 —咽峡→ 咽 —→ 食管 —贲门→ 胃 —幽门→ 十二指肠 —十二指肠空肠曲→ 空肠

—→ 回肠 —回盲肠→ 盲肠 —→ 升结肠 —结肠脾曲→ 降结肠 —结肠肝曲→ 横结

肠 —结肠脾曲→ 降结肠 —左髂嵴→ 乙状结肠 —第三骶椎上缘→ 直肠 —盆膈→ 肛管

二、唾液腺的名称、位置及开口部位

名称	腮腺	下颌下腺	舌下腺
位置	外耳道前下方和下颌后窝内	下颌下三角	舌下襞深面
开口	上颌第 2 磨牙相对的颊黏膜处	舌下阜	舌下阜及舌下襞

三、咽的分部及通连关系

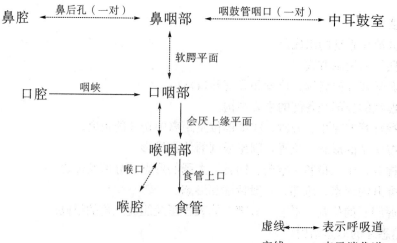

虚线 ◀----▶ 表示呼吸道

实线 ——▶ 表示消化道

四、食管生理性狭窄位置及距中切牙的距离

名称	位置	距中切牙的距离
第 1 狭窄	食管起始处	15 cm
第 2 狭窄	左主支气管交叉处	25 cm
第 3 狭窄	穿膈的食管裂孔处	40 cm

三个狭窄处是食管内异物容易滞留及食管癌的好发部位。

五、胃的形态

两口	贲门	幽门
两弯	胃小弯	胃大弯
两壁	前壁	后壁
两切迹	贲门切迹	角切迹

六、空肠与回肠的区别

名称	空肠	回肠
位置	左腰区、脐区	脐区、右髂区、下腹区
长度	近侧 2/5	远侧 3/5
外观	粗、粉红、血管多	细、粉灰、血管少
淋巴滤泡	孤立	集合
血管弓	级数较少	级数较多

七、胆汁排出途径

1. 进食：

肝内产生胆汁→肝左、右管→肝总管→胆总管→肝胰壶腹→十二指肠大乳头→十二指肠。

胆囊内储存的胆汁→胆囊管→胆总管→肝胰壶腹→十二指肠大乳头→十二指肠。

2. 禁食：

肝内产生胆汁→肝左、右管→肝总管→胆囊管→胆囊储存。

测试题

一、名词解释

1．上消化道　　2．咽峡　　3．McBurney point（麦氏点）　　4．肝门

5．Calot triangle（胆囊三角）

二、选择题

A 型题（只有一个正确选项）

1. 上消化道不包括（   ）。
    A. 口腔   B. 空肠   C. 十二指肠   D. 食管   E. 胃

2. 下颌下腺的导管开口于（   ）。
    A. 舌下襞   B. 舌下阜   C. 舌系带   D. 舌扁桃体   E. 颊黏膜

3. 下列对腮腺的叙述，正确的是（   ）。
    A. 位于耳廓的前下方
    B. 大部分被咬肌覆盖
    C. 其导管位于颧弓上方一横指处
    D. 导管开口于下颌第 2 磨牙相对应的颊黏膜
    E. 腮腺形态呈规则的三角形

4. 下列对咽的叙述，错误的是（   ）。
    A. 咽隐窝位于鼻咽部   B. 是消化和呼吸的共同通道
    C. 梨状隐窝位于口咽部两侧   D. 鼻咽部顶壁后部有较丰富的淋巴组织
    E. 鼻咽部两侧有咽鼓管咽口

5. 食管的第 3 狭窄距中切牙（   ）。
    A. 15 cm   B. 25 cm   C. 40 cm   D. 60 cm   E. 35 cm

6. 下列对胃的叙述，正确的是（   ）。
    A. 中等度充盈时，大部分位于左季肋区和腹上区
    B. 幽门窦又称幽门部
    C. 胃底位于胃的最低部
    D. 幽门管位于幽门窦的右侧部
    E. 角切迹位于胃大弯的最低处

7. 下列对十二指肠的叙述，正确的是（   ）。
    A. 呈"C"形包绕胰体
    B. 上部又称球部
    C. 降部前外侧壁有十二指肠大乳头
    D. 降部于第 1~3 腰椎的右侧及右肾内侧缘前面下降
    E. 水平部续空肠

8. 没有结肠带的肠管是（   ）。
    A. 横结肠   B. 直肠   C. 盲肠   D. 乙状结肠   E. 降结肠

9. 下列对大肠的描述，正确的是（   ）。
    A. 各部均有结肠带、结肠袋和肠脂垂
    B. 盲肠为大肠的起始部，位于右髂窝
    C. 结肠可分为升结肠、横结肠和乙状结肠三部
    D. 直肠的会阴曲凸向后
    E. 阑尾的末端连于盲肠

10. 下列关于阑尾的说法，正确的是（　　）。

　　A. 阑尾的位置比较固定　　　　B. 阑尾的根部连于回肠末端

　　C. 阑尾的开口在回盲瓣处　　　D. McBurney 点是阑尾全长的体表投影

　　E. 三条结肠带都会聚到阑尾根部

11. 下列不属于肛管的结构是（　　）。

　　A. 肛窦　　　B. 肛柱　　　　C. 肛瓣　　　　D. 齿状线　　　E. 直肠横襞

12. 下列对直肠的描述，正确的是（　　）。

　　A. 在第 3 骶椎骨前方续乙状结肠

　　B. 以齿状线为界分为直肠壶腹和肛管

　　C. 基本上具有大肠的形态特征

　　D. 男女直肠的毗邻基本相同

　　E. 在额状面上有两个弯曲，即骶曲和会阴曲

13. 下列对胆囊的描述，正确的是（　　）。

　　A. 为分泌胆汁的器官　　　　　B. 位于肝的胆囊窝内

　　C. 后端圆钝为胆囊底　　　　　D. 胆囊管和肝左、右管合成胆总管

　　E. 胆囊底的体表投影位于锁骨中线与左肋弓相交处

14. 下列对胰的描述，正确的是（　　）。

　　A. 兼有内、外两分泌部，分泌物全由胰管输送

　　B. 在第 1、2 腰椎水平横贴于腹后壁

　　C. 位于胃的前方

　　D. 可分头、颈、体三部

　　E. 胰管与肝总管汇合后共同开口于十二指肠大乳头

X 型题（有两个或两个以上的正确选项）

15. 下列属于下消化道的器官有（　　）。

　　A. 回肠　　　B. 十二指肠　C. 阑尾　　　D. 结肠　　　E. 直肠

16. 下列属于消化腺的是（　　）。

　　A. 肝　　　　B. 脾　　　　C. 胰　　　　D. 舌　　　　E. 肾上腺

17. 含味蕾的结构有（　　）。

　　A. 轮廓乳头　B. 叶状乳头　C. 丝状乳头　D. 菌状乳头　E. 舌扁桃体

18. 三对大的口腔腺（唾液腺）（　　）。

　　A. 腮腺为最大的一对

　　B. 舌下腺为最小的一对

　　C. 下颌下腺位于下颌体内面的下颌下腺凹处

　　D. 腮腺管开口于平对上颌第 2 前磨牙的颊黏膜处

　　E. 舌下腺大管常与下颌下腺管共同开口于舌下阜

19. 咽（　　）。

　　A. 位于颈椎前方

　　B. 上起自颅底

　　C. 下于第 6 颈椎体下缘平面移行于食管

D. 口咽部向前经咽峡通口腔

E. 咽隐窝和梨状隐窝均位于喉咽

20. 食管(　　)。

A. 按其行程可分颈、胸、腹三段

B. 上端于第 6 颈椎体下缘平面续咽

C. 第 1 狭窄在食管起始处

D. 第 2 狭窄距中切牙约 25 cm

E. 第 3 狭窄位于食管裂孔处

21. 胃(　　)。

A. 属于上消化道

B. 在中等充盈时，大部分位于腹上区，小部分位于左季肋区

C. 入口附近称贲门部

D. 胃的中间部分称胃体

E. 幽门部又分为幽门窦和幽门管

22. 空、回肠(　　)。

A. 空肠占空回肠全长的 3/5

B. 回肠占空回肠全长的 3/5

C. 空肠系膜内血管弓少，直血管长

D. 回肠系膜内血管弓少，直血管短

E. 回肠内含孤立淋巴滤泡和集合淋巴滤泡

23. 大肠(　　)。

A. 结肠和盲肠具有结肠带、结肠袋和肠脂垂

B. 盲肠位于右髂窝，为大肠的起始部

C. 阑尾根部连于盲肠的后内侧壁

D. 结肠均为腹膜内位器官

E. 直肠骶曲凸向后方

24. 肝外胆道包括(　　)。

A. 胆囊　　　　　　　B. 肝左管和肝右管　　　　C. 胰管

D. 肝总管　　　　　　E. 胆总管

25. 胰(　　)。

A. 外分泌部分泌胰液，在消化过程中起重要作用

B. 胰液由胰管排泄

C. 前面隔网膜囊与胃后壁相邻

D. 于第 1、2 腰椎水平横贴于腹后壁

E. 胰管与肝总管汇合后，共同开口于十二指肠大乳头

26. 胆囊(　　)。

A. 胆囊位于胆囊窝内

B. 可分为底、体、颈、管四部

C. 胆囊底的体表投影在锁骨中线与右肋弓交点处

D. 胆囊颈、管内黏膜有螺旋襞

E. 螺旋襞可控制胆汁的流入和流出

三、填空题

1. 临床上通常将口腔到十二指肠的这部分管道称为_____，空肠以下的部分称为_____。

2. 人的一生先后有两组牙发生，第 1 组牙称_____牙，共有_____个，第 2 组牙称_____牙，共有_____个。

3. 含味蕾的舌乳头是_____、_____和叶状乳头。

4. 咽是_____和_____的共同通道，分为_____、_____和_____三部分。

5. 食管按行程可分颈、胸和腹三段，其第 2 狭窄位于_____处，距中切牙约_____cm。

6. 胃大部位于_____。胃的入口为_____，胃的出口为_____。

7. 阑尾根部体表投影位于_____和_____连线的中、外 1/3 点处，称_____。

8. 结肠可分四部，依次为升结肠、横结肠、_____和_____。

9. 结肠和盲肠有三种特征性结构，即_____、_____和肠脂垂。

10. 肝外胆道包括_____、_____、_____、_____和_____。_____和胰管汇合成_____开口于_____。

四、问答题

1. 简述咽的分部及各部的通连关系。

2. 大唾液腺包括哪些？简述位置和开口部位。

3. 简述食管的三处生理性狭窄及其临床意义。

4. 简述胃的位置和分部。

5. 简述胰的位置和分布，胰液经输出管排入十二指肠的途径。

6. 简述胆汁的产生部位及排出途径。

五、综合题

一幼儿误食一分硬币后，过两天在粪便中发现，请按顺序写出该硬币经过哪些器官后排出体外。

参考答案

一、名词解释

1. 上消化道：临床上把口腔、咽、食管、胃和十二指肠称为上消化道。

2. 咽峡：腭垂、腭帆游离缘，两侧的腭舌弓、腭咽弓及舌根共同围成咽峡。咽峡是口腔与咽之间的狭窄部，也是口腔与咽的分界处。

3. McBurney point（麦式点）：麦氏点是指脐与右髂前上棘连线中、外 1/3 交界处，当阑尾发炎时，此处可有压痛。

4. 肝门：在肝的脏面有"H"形的沟，其中的横沟即为肝门，其中有肝固有动脉左、右支，肝门静脉左、右支，肝左、右管和一些神经、淋巴管出入。

5. Calot triangle（胆囊三角）：胆囊管、肝总管和肝的脏面围成的三角形区域，胆囊动脉一般由此三角内经过，是胆囊手术时寻找胆囊动脉的标志。

二、选择题

A 型题

1. B　2. B　3. A　4. C　5. C　6. D　7. D　8. B　9. B　10. E　11. E　12. A　13. B　14. B

X 型题

15. ACDE　16. AC　17. ABD　18. ABCE　19. ABCD　20. ABCDE　21. ACDE　22. BCE　23. ABCE　24. ABDE　25. ABCD　26. ABCDE

三、填空题

1. 上消化道　下消化道　2. 乳　20　恒　28～32　3. 菌状乳头　轮廓乳头　4. 消化道　呼吸道　鼻咽　口咽　喉咽　5. 气管杈水平　25　6. 左季肋区　贲门　幽门　7. 脐　右髂前上棘　麦氏点　8. 降结肠　乙状结肠　9. 结肠袋　结肠带　10. 肝左、右管　肝总管　胆囊管　胆囊　胆总管　胆总管　肝胰壶腹　十二指肠大乳头

四、问答题

1. 咽以软腭和会厌上缘为界，分为鼻咽、口咽和喉咽。鼻咽向前经一对鼻后孔与鼻腔相通，经一对咽鼓管咽口与中耳鼓室相通；口咽向前经咽峡与口腔相通；喉咽向下前方经喉口与喉腔相通，经食管上口与食管相通。

2. 大唾液腺有三对，即腮腺、下颌下腺和舌下腺。

名称	腮腺	下颌下腺	舌下腺
位置	外耳道前方和下颌后窝内	下颌下三角	舌下襞深面
开口	上颌第 2 磨牙相对的颊黏膜处	舌下阜	舌下阜及舌下襞

3. 食管有 3 处生理性狭窄：①第 1 狭窄为食管的起始处，相当于第 6 颈椎椎体下缘水平，距中切牙约 15 cm；②第 2 狭窄为食管在左主支气管的后方与其交叉处，相当于第 4、5 胸椎椎体之间，距中切牙约 25 cm；③第 3 狭窄为食管通过膈的食管裂孔处，相当于第 10 胸椎水平，距中切牙约 40 cm。

三个狭窄处是食管内异物容易滞留及食管癌的好发部位。

4. 胃的大部分在左季肋部，小部分在腹上部。胃是一肌性囊状器官，有两壁、两口、两缘，并分为四部分。两壁即前壁和后壁。入口是贲门，出口是幽门。上缘叫胃小弯，最低处为角切迹，下缘叫胃大弯。胃分为贲门部、胃底、胃体和幽门部四部，其中幽门部又分幽门窦和幽门管。

5. 胰在第 1、2 腰椎前方横位于腹后壁，属腹膜外位器官。胰分头、颈、体、尾四部分。胰液经胰管→肝胰壶腹→十二指肠大乳头→十二指肠腔。

6. 胆汁产生于肝。

（1）进食：肝产生胆汁→肝左、右管→肝总管→胆总管→肝胰壶腹→十二指肠大乳头。

胆囊内储存的胆汁→胆囊管→胆总管→肝胰壶腹→十二指肠大乳头。

（2）禁食：肝产生胆汁→肝左、右管→肝总管→胆囊管→胆囊储存。

五、综合题

硬币经口腔→咽→食管→ 胃→十二指肠→空肠→回肠→盲肠→升结肠→横结肠→降结肠→乙状结肠→直肠→肛管→肛门排出体外。

（夏　芜　孙德鹏）

第三章　呼吸系统

【目的要求】

1. 掌握鼻旁窦的名称、位置及开口。

2. 掌握喉软骨的名称，喉腔的分部及形态结构。

3. 掌握左、右主支气管的形态差别。

4. 掌握肺的位置、形态、分叶。

5. 掌握胸膜和胸膜腔的概念、胸膜的分部及胸膜隐窝的位置与临床意义。

6. 熟悉鼻腔的分部、声门裂的组成。

7. 熟悉气管的位置、毗邻。

8. 了解鼻的构成和形态、鼻腔黏膜的结构特点和机能意义。

9. 了解喉的组成、喉的连接及喉肌。

10. 了解支气管树和支气管肺段的概念。

11. 了解纵隔的位置、境界和分部。

【标本教具】

1. 挂图：呼吸系统各部挂图。

2. 标本：头颈部正中矢状切面、骨性鼻腔与鼻旁窦、游离肺、呼吸系统标本。

3. 模型：喉腔矢状切面、肺、纵隔模型。

【学习难点】

1. 喉的组成。

2. 喉的连接及喉肌、喉口的组成。

3. 肺根的组成及各结构的位置关系，支气管树和支气管肺段的概念。

【学习内容】

一、鼻旁窦及其开口部位

名称		开口部位
蝶窦		蝶筛隐窝
筛窦	后组	上鼻道
	前、中组	中鼻道
额窦		中鼻道
上颌窦		中鼻道

上颌窦的特点：容积大，底低口高，直立位时内容物不易排出。

二、喉

1. 喉软骨：

名称	特点
甲状软骨	构成喉结
环状软骨	是喉软骨唯一完整的软骨环
会厌软骨	引导食物进咽
杓状软骨	成对的

2. 喉腔的分部：

分部 { 喉前庭
喉中间腔
声门下腔

三、气管与支气管

主支气管的特点：

左主支气管	细、长、走向水平
右主支气管	粗、短、走向陡直

右主支气管的特点为粗、短、直，故异物易落入右主支气管。

四、肺

肺的形态 { 肺尖：钝圆，高于锁骨二横指
肺底：略向上凹，贴膈
两面：外侧面和内侧面
三缘：前缘、后缘和下缘
分叶：左二右三

五、胸膜及胸膜腔

1. 胸膜：

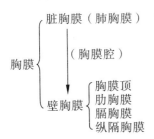

2. 胸膜和肺的体表投影:

标志线	锁骨中线	腋中线	脊柱旁线
肺下界	第 6 肋	第 8 肋	第 10 肋
胸膜下界	第 8 肋	第 10 肋	第 12 肋

六、纵隔

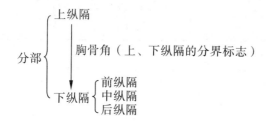

分部 {
上纵隔
　　胸骨角（上、下纵隔的分界标志）
下纵隔 { 前纵隔 / 中纵隔 / 后纵隔 }
}

测试题

一、名词解释

1. 上呼吸道　2. 易出血区（Little 区）　3. 肺根　4. 胸膜腔

二、选择题

A 型题（只有一个正确选项）

1. 下列对鼻腔的描述中，不正确的是(　　)。
　　A. 鼻腔被鼻中隔分为左、右两部分　　　B. 鼻腔可分鼻前庭和固有鼻腔两部分
　　C. 鼻中隔的前下部有一易出血区　　　　D. 鼻黏膜均含嗅细胞
　　E. 下鼻道前部有鼻泪管的开口
2. Little 区位于(　　)。
　　A. 鼻中隔前下方　　　　　　　　　　　B. 鼻中隔后下方
　　C. 鼻中隔后上方　　　　　　　　　　　D. 上鼻甲
　　E. 鼻腔顶部
3. 下列对鼻旁窦的描述中，不正确的是(　　)。
　　A. 额窦开口于中鼻道　　　　　　　　　B. 上颌窦位于上颌骨体内
　　C. 筛窦前、中群开口于中鼻道　　　　　D. 蝶窦开口于蝶筛隐窝
　　E. 各鼻道均有鼻旁窦的开口
4. 喉软骨中唯一完整的软骨环是(　　)。
　　A. 甲状软骨　　　　　　　　　　　　　B. 杓状软骨
　　C. 环状软骨　　　　　　　　　　　　　D. 会厌软骨
　　E. 第 1 气管软骨环
5. 喉腔最狭窄的部位是(　　)。

A. 喉前庭   B. 前庭裂   C. 喉口   D. 声门裂   E. 喉室

6. 婴幼儿最易发生急性喉水肿的部位是(   )。
    A. 喉前庭   B. 喉中间腔
    C. 声门下腔   D. 前庭裂
    E. 喉口

7. 气管切开术常在(   )处进行。
    A. 第 1~4 气管软骨环   B. 第 2~3 气管软骨环
    C. 第 3~5 气管软骨环   D. 第 5~7 气管软骨环
    E. 气管颈段的任何部位

8. 下列对左肺的描述,正确的是(   )。
    A. 有斜裂和水平裂   B. 较右肺宽短
    C. 前缘下方有心切迹   D. 肺根前方有迷走神经通过
    E. 肺根中,支气管在前

9. 下列对胸膜腔的描述,正确的是(   )。
    A. 由脏胸膜围成   B. 由壁胸膜围成
    C. 左、右肺分别位于左、右胸膜腔内   D. 左、右胸膜腔互不相通
    E. 呼气时,腔内压力高于大气压

10. 胸膜顶的位置(   )。
    A. 高于锁骨中、内 1/3 段上方 2.5 cm   B. 高于锁骨中点上方 2.5 cm
    C. 高于锁骨中 1/3 段上方 2.5 cm   D. 高于锁骨外 1/3 段上方 2.5 cm
    E. 高于第 1 肋上方 2.5 cm

11. 壁胸膜不包括(   )。
    A. 肋胸膜   B. 膈胸膜   C. 脏胸膜   D. 纵隔胸膜   E. 胸膜顶

X 型题（有两个或两个以上的正确选项）

12. 上呼吸道包括(   )。
    A. 气管   B. 主支气管   C. 喉   D. 咽   E. 鼻

13. 开口于中鼻道的鼻旁窦有(   )。
    A. 额窦   B. 蝶窦
    C. 筛窦后群   D. 上颌窦
    E. 筛窦前、中群

14. 下列对左、右主支气管的描述,正确的是(   )。
    A. 左主支气管细长   B. 右主支气管粗短
    C. 左主支气管走行倾斜   D. 右主支气管的嵴下角小
    E. 气管异物易坠入右主支气管

15. 肺根内的结构包括(   )。
    A. 支气管   B. 上、下肺静脉
    C. 肺动脉   D. 神经和淋巴结
    E. 支气管动脉

16. 壁胸膜的分部包括(   )。

A. 肋胸膜　　　　　　　　　　　　B. 膈胸膜

C. 纵隔胸膜　　　　　　　　　　　D. 脏胸膜

E. 胸膜顶

三、填空题

1. 呼吸系统由_____和_____组成。

2. 通常将_____、咽、_____称为上呼吸道。

3. 鼻旁窦有 4 对，分别是额窦、上颌窦、_____、_____。

4. 开口于中鼻道的鼻旁窦有上颌窦、_____和_____。

5. 喉软骨包括甲状软骨、会厌软骨、_____和成对的_____。

6. 气管镜检查的重要标志是_____；炎症易引起水肿的一部是_____。

7. 右肺由_____和_____分为上、中、下三叶。

8. 壁胸膜按贴附部位不同可分四部分，即胸膜顶、肋胸膜、_____和_____。

四、问答题

1. 简述鼻旁窦的位置、开口部位及临床意义。

2. 简述喉的位置和喉腔的分部。

3. 简述气管的位置及分部，气管内的异物常易坠入哪侧主支气管，为什么？

五、综合题

患者，男性，41 岁，需行左肺支气管镜肺组织活检术，试问纤维支气管镜由口依次经过哪些解剖结构到达左肺上叶？检查时以何结构为标志？

参考答案

一、名词解释

1. 上呼吸道：鼻、咽、喉称为上呼吸道。

2. 易出血区（Little 区）：鼻中隔的前下部黏膜较薄，具有丰富而表浅的血管吻合丛，受外伤或干燥空气刺激，血管易破裂出血，故称为易出血区（Little 区）。

3. 肺根：出入肺门的结构（主支气管、肺动脉、肺静脉、支气管动静脉、神经、淋巴管）被结缔组织包绕连于纵隔称肺根；肺根对肺起固定、支持作用。

4. 胸膜腔：是胸膜的脏、壁两层在肺根处相互转折移行所形成的一个密闭的潜在腔隙，由紧贴于肺表面的脏胸膜和紧贴于胸廓内壁的壁胸膜构成，左右各一，互不相通，腔内没有气体，仅有少量浆液，可减少呼吸时的摩擦，腔内为负压，有利于肺的扩张，有利于静脉血与淋巴液回流。

二、选择题

A 型题

1. D　2. A　3. E　4. C　5. D　6. C　7. C　8. C　9. D　10. A　11. C

X 型题

12. CDE　13. ADE　14. ABCDE　15. ABCDE　16. ABCE

三、填空题

1. 呼吸道　肺　2. 鼻　喉　3. 筛窦　蝶窦　4. 额窦　筛窦前中群　5. 环状软骨　杓状软骨
6. 气管隆嵴　声门下腔　7. 斜裂　水平裂　8. 膈胸膜　纵隔胸膜

四、问答题

1. 鼻旁窦的位置和开口部位：

名称		开口部位
蝶窦		蝶筛隐窝
筛窦	后组	上鼻道
	前、中组	中鼻道
额窦		中鼻道
上颌窦		中鼻道

临床意义：鼻旁窦主要对发音起共鸣作用。上颌窦容积大，底低口高，人处于直立位时其内容物不易排出。

2. 喉是呼吸的通道，也是发音的器官，上通咽腔，下接气管。喉的后方是咽的喉咽部，前方有舌骨下肌群覆盖，两侧有颈部的血管神经和甲状腺侧叶。喉位于第 4～6 颈椎的前方，女性喉较男性者高。小儿喉较成人为高。

喉腔被前庭裂和声门裂分为上、中、下三部：喉前庭、喉中间腔和声门下腔。前庭裂平面以上的部分，称喉前庭，上宽下窄，前壁中央部有结状隆起，称会厌结节。前庭裂平面至声门裂平面之间的部分称为喉中间腔，其向两侧突出的隐窝，称喉室。自声门裂平面以下的部分称声门下腔，上窄下宽，略成圆锥形。此区黏膜下组织比较疏松，炎症时易引起水肿。婴幼儿喉腔较窄小，喉水肿容易引起喉阻塞，导致呼吸困难。

3. 气管位于食管前方，上端于第 6 颈椎平面连环状软骨，经颈部正中，下行入胸腔，在平对第 4 胸椎椎体下缘处分为左、右主支气管，分叉处称气管杈。气管杈的内面有一向上的矢状隆嵴，呈半月形，称为气管隆嵴，是支气管镜检查的定位标志。气管异物易掉入右主支气管，因其粗短且走向较垂直。

五、综合题

纤维支气管镜→口裂→口腔→咽峡→口咽→喉咽→喉口→喉前庭→喉中间腔→声门下腔→气管→左主支气管→左肺上叶的肺叶支气管。

检查时以气管隆嵴为定位标志，气管隆嵴略偏向左侧。

（周　璟　李　清）

第四章　泌尿系统

【目的要求】

1. 掌握肾的形态、位置、结构、被膜，肾蒂的组成、各结构的位置关系。
2. 掌握输尿管的形态、分部和狭窄的部位。
3. 掌握膀胱的位置、形态，膀胱三角的位置和黏膜特点及临床意义。
4. 熟悉女性尿道的形态特点和开口位置。
5. 熟悉输尿管的主要毗邻（特别是盆部）。
6. 了解泌尿系统的组成及基本功能，熟悉肾段的概念、肾的变异概况。

【标本教具】

1. 挂图：泌尿系统各部挂图。
2. 标本：肾剖面标本。
3. 模型：男、女盆腔正中矢状切面模型。

【学习难点】

肾蒂各结构的位置关系；肾的结构。

【学习内容】

一、泌尿系统的组成及功能

组成	功能
肾	产生尿液
输尿管	输送尿液
膀胱	暂时储存尿液
尿道	排出尿液

二、肾

1. 肾的位置：

	上端	下端	与第 12 肋的关系	肾门
左肾	T_{12} 上缘	L_3 上缘	中部	L_1
右肾	T_{12} 下缘	L_3 下缘	上部	L_1

2. 肾的构造：

被膜（由内向外）$\left\{\begin{array}{l}纤维囊 \\ 脂肪囊 \\ 肾筋膜\end{array}\right.$　　实质$\left\{\begin{array}{l}皮质 \\ 髓质\end{array}\right.$

三、输尿管的分段及狭窄部位

三个分段 { 腹段 / 盆段 / 壁内段

三处狭窄 { 肾盂与输尿管移行处 / 与髂血管交叉处 / 壁内段 } 结石滞留部位

四、膀胱的形态

膀胱的形态 { 膀胱尖 / 膀胱底 / 膀胱体 / 膀胱颈

五、男性尿道

二弯 { 耻骨前弯 / 耻骨下弯

三狭窄 { 尿道内口 / 尿道膜部 / 尿道外口

三膨大 { 尿道前列腺部 / 尿道球部 / 舟状窝

测试题

一、名词解释

1. 肾门　2. Trigone of bladder　3. 肾窦

二、选择题

A 型题（只有一个正确选项）

1. 下列关于泌尿系统的叙述，正确的是（　　　）。

   A. 男、女性该系统的组成和各部形态不同   B. 两肾为实质性器官，位置等高

   C. 肾被膜最外层为肾纤维囊   D. 新生儿膀胱的位置比成人的低

   E. 女性尿道较男性者短而宽

2. 下列关于膀胱的叙述，正确的是（　　　）。

   A. 膀胱三角的黏膜皱襞多而密   B. 膀胱尖朝向前下方

   C. 膀胱底呈三角形，朝向后下方   D. 膀胱尖与膀胱底之间为膀胱颈

   E. 膀胱形状、大小和位置不随尿液的充盈程度而变化

3. 下列有关肾形态结构的描述，错误的是（　　　）。

   A. 肾的长轴与脊柱平行   B. 肾是实质性器官

   C. 右侧肾蒂较左侧者短   D. 肾为腹膜外位器官

    E. 肾蒂内的主要结构为肾动脉、肾静脉和肾盂

4. 下列关于输尿管的叙述，正确的是（   ）。

    A. 起自肾盂，终于膀胱

    B. 按行程可分腹段和盆段

    C. 第 2 个狭窄位于其盆段穿膀胱壁处

    D. 在女性，输尿管跨越子宫动脉的前上方

    E. 其腹段位于腹后壁腹膜的前方

5. 下列关于膀胱三角的叙述，正确的是（   ）。

    A. 位于膀胱颈内面

    B. 膀胱三角由两个输尿管口和尿道外口围成

    C. 输尿管间襞在膀胱镜查检时为一苍白带

    D. 男、女性膀胱三角内均有膀胱垂

    E. 膀胱三角的黏膜下层特别发达

6. 肾的被膜由内向外依次为（   ）。

    A. 肾筋膜、脂肪囊、纤维囊   B. 肾筋膜、纤维囊、脂肪囊

    C. 纤维囊、脂肪囊、肾筋膜   D. 纤维囊、肾筋膜、脂肪囊

    E. 脂肪囊、肾筋膜、纤维囊

7. 下列关于尿道的描述，错误的是（   ）。

    A. 男性尿道兼有排尿和排精的功能   B. 女性尿道只有排尿的功能

    C. 女性尿道开口于阴道前庭   D. 女性尿道特点为宽、短、直

    E. 女性尿道不容易被感染

X 型题（有两个或两个以上的正确选项）

8. 下列关于肾的叙述，正确的是（   ）。

    A. 为实质性器官   B. 为腹膜外位器官

    C. 分皮质和髓质   D. 肾大盏约 2 或 3 个

    E. 肾盂在肾门处移行为输尿管

9. 下列关于输尿管的叙述，正确的是（   ）。

    A. 起自肾盂下端，终于膀胱

    B. 管径约 1.5 cm

    C. 输尿管腹部位于腹膜后方

    D. 第 2 狭窄位于其跨越骨盆入口处（或与髂血管交叉处）

    E. 第 3 狭窄为其穿过膀胱壁处

10. 下列关于膀胱的描述，正确的是（   ）。

    A. 可分尖、底、颈三部   B. 膀胱三角位于膀胱底内面

    C. 膀胱三角由两个输尿管口和尿道内口围成 D. 膀胱三角缺少黏膜下层

    E. 整个膀胱在空虚时形成许多皱襞

11. 下列关于女性尿道的描述，正确的是（   ）。

    A. 起于膀胱的尿道内口   B. 以尿道外口开口于阴道前庭

    C. 长度为 16～22 cm   D. 有 3 个狭窄

E. 仅有排尿功能

12. 下列关于肾被膜的叙述，正确的是（　　）。

　　A. 由浅入深依次为脂肪囊、肾筋膜和纤维囊

　　B. 在正常情况下，纤维囊与肾实质易剥离，病理情况下则因粘连不易剥离

　　C. 肾筋膜向下，前、后两层分离，其间有输尿管通过

　　D. 脂肪囊对肾具有缓冲振荡的作用

　　E. 肾筋膜对肾有固定作用

13. 下列可维持肾正常位置的结构有（　　）。

　　A. 肾的被膜　　　　　　　　　　　B. 肾的血管

　　C. 腹内压　　　　　　　　　　　　D. 腹膜

　　E. 肾的毗邻器官

三、填空题

1. 泌尿系统是由＿＿＿＿＿＿、输尿管、＿＿＿＿＿＿＿和尿道四部分组成。

2. 肾门大致平对第 1 腰椎，左肾上端平＿＿＿＿＿＿，下端平＿＿＿＿＿。

3. 肾的表面有三层被膜，由内向外依次是＿＿＿、＿＿＿和肾筋膜。

4. 根据输尿管的行程和位置，可将其分为腹段、＿＿＿和＿＿＿三段。

5. 输尿管的三个狭窄部分别位于起始处、＿＿＿＿和＿＿＿＿。

6. 在女性，输尿管经过子宫颈的外侧，子宫颈 1.5～2 cm 处有＿＿＿横过其＿＿＿方。

7. 膀胱在充盈时，其皱襞可完全消失，但是在膀胱底部的内面，有一个小三角区，由于缺少黏膜下层，无论在膀胱收缩或舒张时都保持平展状态，此区域称为＿＿＿＿，是＿＿＿＿易发区。

8. 膀胱三角是指位于膀胱底内面两侧＿＿＿＿＿口与＿＿＿＿＿三者连线之间的区域。

四、问答题

1. 试述肾的形态、位置。

2. 试述膀胱的位置、形态、分部。

3. 简述输尿管的位置、分部及狭窄。

4. 简述膀胱空虚时的主要毗邻关系。

五、综合题

患者，女性，35 岁，因肾区疼痛 4 天就诊，诊断为左肾盂结石，考虑行体外冲击波（震波）碎石排出体外，问结石经过哪些途径排出体外？经过了哪些狭窄？

参考答案

一、名词解释

1. 肾门：肾内侧缘中部凹陷，是肾血管、淋巴管、神经和肾盂出入部位，称为肾门。

2. Trigone of bladder（膀胱三角）：在膀胱底的内面，位于两侧输尿管口与尿道内口之间的三角形区域。此区黏膜与肌层紧密相连，缺少黏膜下层组织。无论膀胱处于空虚或充盈时，黏膜都保持平滑状态。此区是膀胱结核和肿瘤的好发部位。

3. 肾窦：肾门向肾实质内凹陷形成的一个较大的腔隙，称为肾窦，窦内含有肾动脉的主要分支、肾静脉的主要属支、肾小盏、肾大盏、淋巴管、肾盂、脂肪组织等。

二、选择题

A 型题

1. E 2. C 3. A 4. A 5. C 6. C 7. E

X 型题

8. ABCD 9. ACDE 10. BCD 11. ABE 12. BCDE 13. ABCDE

三、填空题

1. 肾　膀胱　2. 第 12 胸椎上缘　第 3 腰椎上缘　3. 纤维囊　脂肪囊　4. 盆段　壁内段　5. 跨过小骨盆上口处　壁内部　6. 子宫动脉　前　7. 膀胱三角　肿瘤和结核　8. 输尿管　尿道内口

四、问答题

1. 形态：肾是实质性器官，左右各一，位于腹后壁，形似蚕豆。因受肝的挤压，右肾低于左肾 1～2 cm。肾分为内外侧两缘、前后两面、上下两端，内侧缘中部呈四边形的凹陷称肾门，为肾的血管、神经、淋巴管及肾盂出入的门户。出入肾门诸结构为结缔组织所包裹，称肾蒂，因下腔静脉靠近右肾，故右肾蒂较左肾蒂短。肾蒂内各结构排列关系自前向后为肾静脉、肾动脉、肾盂末端；自上向下为肾动脉、肾静脉、肾盂。

位置：肾位于脊柱两侧，腹后膜间隙内，为腹外位器官。肾的高度：左肾在第 11 胸椎椎体下缘至第 2～3 腰椎椎间盘之间；右肾在第 12 胸椎椎体上缘至第 3 腰椎椎体上缘之间。两肾上端相距较近，距正中平分线 3.8 cm；下端相距较远，距正中平分线 7.2 cm。（左右两侧的第 12 肋分别斜过左肾后面中部和右肾后面上部）肾门约在第 1 腰椎椎体平面，相当于第 9 肋软骨前端高度，距正中线外侧约 5 cm。肾门的体表投影点位于腰背部竖脊肌外侧缘与第 12 肋的夹角处，称肾区（肾病患者触压或叩击该处可引起疼痛）。

2. 位置：膀胱前方为耻骨联合，二者之间称膀胱前隙或耻骨后间隙。男性膀胱的后方与精囊、输精管壶腹和直肠相毗邻；女性输尿管的后方与子宫和阴道相毗邻；男性两侧输尿管壶腹之间的区域称输尿管壶腹三角，借结缔组织连接直肠壶腹，称直肠膀胱筋膜。膀胱空虚时全部位于盆腔内，充盈时膀胱腹膜反折线可上移至耻骨联合上方。新生儿膀胱的位置高于成年人，尿道内口在耻骨联合上缘水平。形态、分部：空虚的膀胱呈三棱锥体形，分尖、体、底、颈四部。膀胱尖朝向前上方，由此沿腹前部至脐之间有一皱襞称脐正中韧带。膀胱的后面朝向前下方，呈三角形，称膀胱底，膀胱尖与膀胱底之间称膀胱体，膀胱的最下部称膀胱颈，与男性的前列腺底和女性的盆膈相毗邻。

3. 输尿管是位于腹膜外位的肌性管道，平第 2 腰椎上缘起自肾盂末端，终于膀胱，长 20～30 cm，管径平均 0.5~1.0 cm，最窄处口径只有 0.2~0.3 cm，全长可分为输尿管腹部、输尿管盆部、输尿管壁内部。

输尿管腹部：起自肾盂下端，经腰大肌前面下行至其中点附近，与睾丸血管或卵巢血管交叉，通常在血管后面行走，达骨盆上口处。在此处，左侧输尿管越过左髂总动脉末端前方，右方输尿管则越过右髂总动脉起始部的前方。

输尿管盆部：自小骨盆上口处，经盆腔侧壁，髂内血管、腰骶干和骶髂关节前方下行，跨过闭孔神经血管束，达坐骨棘水平。

输尿管壁内部：是位于膀胱壁内长约 1.5 cm 斜行的输尿管部分。在膀胱空虚时，膀胱三角区的两输尿管口间距约 2.5 cm。当膀胱充盈时，膀胱内压的升高能引起壁内部的管腔闭合，从而阻止尿液由膀胱向输尿管反流。

输尿管全程有 3 处狭窄：上狭窄位于肾盂输尿管移行处；中狭窄位于小骨盆上口，输尿管跨过髂血管处；下狭窄位于输尿管壁内部。

4. 膀胱空虚时的主要毗邻关系：

	男性	女性
前方	耻骨联合后面	耻骨联合后面
后方	精囊（精囊腺）、输精管壶腹、直肠	子宫、阴道
上方	小肠襻	子宫、小肠襻
下方	前列腺	尿生殖膈

五、综合题

1. 排出途径：肾盂→输尿管（输尿管腹部、盆部、壁内部）→膀胱→尿道。
2. 经过的狭窄：输尿管的三个狭窄。
①肾盂与输尿管移行处；
②输尿管跨过髂血管处；
③输尿管壁内部。

（周　璟　刘锦峰）

第五章　生殖系统

第一节　男性生殖系统

【目的要求】

1. 掌握男性生殖器的组成和功能。
2. 掌握输精管的分部和位置及结扎部位。
3. 掌握前列腺的位置、形态及主要毗邻。
4. 掌握男性尿道的分部、三个狭窄、三个扩大和两个弯曲。
5. 熟悉睾丸及附睾的形态与位置。
6. 熟悉精索的位置及组成。
7. 了解精囊的位置和形态，射精管的组成、行径和开口。
8. 了解尿道球腺的位置及腺管的开口。
9. 了解前列腺的分叶、被膜及年龄变化。
10. 了解阴囊的形态和构造，阴茎的分部及构成、阴茎皮肤的特点。

【标本教具】

1. 男性生殖系统标本。
2. 男性盆腔矢状切面模型。
3. 睾丸剖面结构模型。
4. 男性生殖系统各部挂图。

【学习难点】

1. 睾丸的形态。
2. 前列腺的位置、形态及毗邻。
3. 男性尿道的分部、三个狭窄、三个扩大和两个弯曲。

【学习内容】

1. 男性生殖系统的组成和功能：

```
                      ┌位置：阴囊内
                  睾丸┤形态：扁卵圆形，白膜，睾丸小叶
                      └精曲小管（生精小管）→精子间质细胞→雄激素
              ┌附睾：连接睾丸的排精管道，精子在此成熟
          内生殖器┤输精管：肌性管道，与血管、神经等组成精索
男性      │射精管：输精管的延续
生殖┤     │精囊：分泌物参与构成精液
系统      └前列腺：膀胱下方，分泌物参与组成精液
      └外生殖器：阴茎和阴囊
```

2. 男性尿道的三分部、三个狭窄、三个扩大和两个弯曲：

三分部	前列腺部、膜部、海绵体部
三个狭窄	尿道内口、膜部、尿道外口
三个扩大	前列腺部、尿道球部、尿道舟状窝
两个弯曲	耻骨前弯、耻骨下弯

测试题

一、名词解释

1. 鞘膜腔　2. 精索

二、选择题

A 型题（只有一个正确选项）

1. 男性生殖系统（　　）。

   A. 内生殖器由生殖腺和输精管道两部分组成

   B. 睾丸产生的精子先储存于附睾内

   C. 精囊为贮存精子的囊

   D. 男性激素由精曲小管上皮产生

   E. 阴茎由一个海绵体包以皮肤构成

2. 下列关于睾丸和附睾的叙述，正确的是（　　）。

   A. 睾丸上端和后缘有附睾附着

   B. 睾丸表面因多次排精而形成许多瘢痕

   C. 附睾除可产生精子，还可供给精子营养

   D. 附睾可分根、体、头三部分

   E. 睾丸和附睾均为生殖腺

3. 输精管结扎术常选取的部位是（　　）。

   A. 输精管壶腹　　　　B. 输精管腹股沟部　　　　C. 皮下精索部

   D. 睾丸部　　　　E. 盆部

4. 男性生殖器附属腺包括（　　）。

   A. 前列腺、尿道球腺

   B. 输精管壶腹、精囊、前列腺

   C. 附睾、前列腺、尿道球腺

   D. 精囊、前列腺、尿道球腺

   E. 附睾、前列腺

5. 男性生殖腺为（　　）。

   A. 前列腺　　　　B. 附睾和睾丸　　　　C. 睾丸

D. 附睾   E. 精囊

6. 睾丸实质表面的一层纤维膜为(　　)。

    A. 肉膜   B. 精索内筋膜   C. 鞘膜壁层

    D. 白膜   E. 鞘膜脏层

7. 形成阴囊中隔的是(　　)。

    A. 肉膜   B. 精索内筋膜   C. 鞘膜壁层

    D. 白膜   E. 鞘膜脏层

8. 睾丸网(　　)。

    A. 位于阴囊中隔内

    B. 位于睾丸前缘内部

    C. 由精曲小管直接汇合而成

    D. 由精直小管直接汇合而成

    E. 由睾丸输出小管直接汇合而成

9. 下列关于附睾的叙述,不正确的是(　　)。

    A. 呈新月形   B. 位于睾丸后缘且略偏外侧

    C. 可产生雄激素   D. 为暂时储存精子的器官

    E. 为结核好发部位

10. 产生雄激素的是(　　)。

    A. 精曲小管   B. 精直小管   C. 睾丸小叶

    D. 睾丸网   E. 睾丸间质细胞

11. 下列关于输精管精索部的叙述,错误的是(　　)。

    A. 介于睾丸上端与腹股沟管深环之间

    B. 又称皮下部

    C. 可经皮肤以手触知

    D. 为输精管结扎的良好部位

    E. 位于腹股沟管外的精索内

12. 下列关于射精管的叙述,正确的是(　　)。

    A. 只有一条   B. 穿经前列腺   C. 水平向前走行

    D. 开口于前列腺小囊   E. 以上全不对

13. 精索内不含(　　)。

    A. 输精管腹股沟管部   B. 睾丸血管   C. 输精管血管

    D. 鞘韧带   E. 射精管

14. 下列关于精囊的叙述,错误的是(　　)。

    A. 为一囊状腺体   B. 左右各一   C. 表面凹凸不平

    D. 由迂曲的管道构成   E. 位于输精管壶腹的下内侧

15. 关于阴囊肉膜的叙述,错误的是 (　　)。

    A. 为阴囊的浅筋膜

    B. 因含平滑肌细胞故称肉膜

    C. 与腹前壁的 Camper 筋膜相续

D. 与会阴部 Colles 筋膜相续

E. 可调节阴囊温度

16. 下列关于鞘膜的叙述，正确的是（　　）。

A. 来源于腹横筋膜

B. 分脏、壁两层

C. 两层于睾丸前缘相互移行

D. 脏层只包绕睾丸表面

E. 壁层紧贴精索外筋膜

17. 下列关于阴茎的叙述，错误的是（　　）。

A. 分头、体、根三部分

B. 由一条阴茎海绵体和一条尿道海绵体构成

C. 阴茎海绵体后端为阴茎脚

D. 阴茎脚附于两侧耻骨下支和坐骨支上

E. 每条海绵体均包被有白膜

18. 前列腺中属于肿瘤的好发部位的是（　　）。

A. 前叶　　　　　　B. 中叶　　　　　　　　C. 后叶

D. 左侧叶　　　　　E. 右侧叶

19. 临床上所说的后尿道是指尿道的 （　　）。

A. 膜部　　　　　　B. 海绵体部　　　　　　C. 前列腺部

D. 球部　　　　　　E. 以上都不是

X 型题（有两个或两个以上的正确选项）

20. 阴茎海绵体（　　）。

A. 位于阴茎的背侧　　B. 后端左右分离，称阴茎脚　　C. 头端有尿道外口

D. 前端膨大为阴茎头　　E. 有尿道通过

21. 下列关于睾丸的叙述，正确的是 （　　）。

A. 属男性外生殖器　　B. 是精索的主要成分之一

C. 前缘游离　　　　　D. 后缘与附睾和输精管起始段相接触

E. 位于阴囊内，左右各一

22. 下列关于睾丸结构的叙述，错误的是（　　）。

A. 精曲小管、精直小管上皮是精子的产生部位

B. 睾丸输出小管起于睾丸网

C. 睾丸纵隔将睾丸实质分割为许多睾丸小叶

D. 白膜在睾丸后缘增厚

E. 每个睾丸小叶内有 12～15 条精曲小管

23. 下列关于附睾的叙述，正确的是（　　）。

A. 分为头、体、尾三部分

B. 贴覆于睾丸的上端和后缘而略偏内侧

C. 附睾头由睾丸输出小管盘曲而成

D. 附睾管始于附睾头部末端

E. 附睾体、尾由附睾管迂曲盘回而成

24. 下列关于输精管的叙述，正确的是（　　　）。

    A. 为附睾管的直接延续

    B. 活体触摸时，呈坚实的圆索状

    C. 其盆部又称输精管壶腹

    D. 其皮下精索部位于精索其他结构的后内侧

    E. 输精管盆部为其最长的一段

25. 男性生殖系统的附属腺（　　　）。

    A. 精囊位于前列腺的后方

    B. 尿道球腺位于尿道球部内

    C. 前列腺由腺组织和肌组织组成

    D. 前列腺位于膀胱与尿生殖膈之间

    E. 直肠指诊可触及所有附属腺

26. 下列关于前列腺的叙述，正确的是（　　　）。

    A. 由腺组织和平滑肌组织构成

    B. 其分泌物是精液的主要组成部分

    C. 前列腺囊与前列腺鞘之间有前列腺静脉丛

    D. 其排泄管开口于精阜之上

    E. 一般可分为 5 叶

27. 下列关于男性尿道的叙述，正确的是（　　　）。

    A. 兼具排尿和排精功能

    B. 尿道前列腺部有尿道球腺的开口

    C. 尿道膜部有射精管的开口

    D. 前列腺排泄管开口于尿道前列腺部后壁

    E. 耻骨前弯恒定无变化

28. 下列有关男性尿道的叙述，正确的是（　　　）。

    A. 尿道球腺位于尿道球内

    B. 前尿道即尿道的海绵体部

    C. 耻骨下弯凹向前上方

    D. 耻骨前弯可随体位而改变

    E. 尿道舟状窝位于阴茎头内

29. 下列关于阴囊的叙述，正确的是（　　　）。

    A. 阴囊的浅筋膜即肉膜

    B. 肉膜的作用是可以调节阴囊内的温度

    C. 阴囊的皮肤较厚

    D. 阴囊内分左、右两腔，两侧的睾丸不直接接触

    E. 阴囊中隔由肉膜发出

30. 下述说法中错误的是（　　　）。

    A. 早产儿阴囊内可能没有睾丸

    B.　精索内筋膜来源于腹横肌

    C.　阴茎分头、体、脚三部

    D.　阴茎脚附于耻骨联合前方

    E.　尿道外口处是男尿道最狭窄处

31.　下列关于阴茎的叙述，错误的是（　　　）。

    A.　阴茎皮肤厚而柔软

    B.　海绵体白膜即阴茎的深筋膜

    C.　阴茎的浅筋膜与阴囊肉膜相连

    D.　阴茎悬韧带将阴茎悬吊于耻骨联合前方

    E.　包皮环切术时注意勿伤及包皮系带

32.　男性内生殖器包括（　　　）。

    A.　阴茎海绵体　　　　　B.　尿道海绵体　　　　　C.　睾丸

    D.　输精管　　　　　　　E.　前列腺

33.　下列关于附睾的叙述，正确的是（　　　）。

    A.　位于睾丸后方　　　B.　附睾头由附睾管构成　　　C.　能产生精子

    D.　附睾体由附睾管构成　E.　能促进精子成熟

34.　下列关于前列腺的叙述，正确的是（　　　）。

    A.　是成对的器官　　　　B.　是不成对的器官　　　　C.　位于膀胱上部

    D.　位于膀胱下方　　　　E.　前列腺沟位于前列腺后侧正中线上

35.　分泌的液体参与组成精液的结构是（　　　）。

    A.　附睾　　　　　　　　B.　输精管　　　　　　　　C.　射精管

    D.　前列腺　　　　　　　E.　精囊

36.　下列关于输精管的叙述，正确的是（　　　）。

    A.　分为睾丸部、精索部、腹股沟部、盆部和壶腹部

    B.　是附睾管的延续

    C.　直接开口于尿道前列腺部

    D.　输精管壶腹位于精囊的内侧

    E.　越过输尿管末端的前方至其外侧

37.　睾丸和精索的被膜（　　　）。

    A.　提睾肌是腹直肌的直接延续

    B.　精索外筋膜是腹外斜肌腱膜的延续

    C.　精索内筋膜是腹横筋膜的延续

    D.　睾丸鞘膜由胚胎时期的腹膜鞘突发育而成

    E.　鞘膜腔位于精索内筋膜和睾丸鞘膜之间

38.　下列关于阴茎的叙述，正确的是（　　　）。

    A.　阴茎头由阴茎海绵体和尿道海绵体构成

    B.　尿道海绵体后端称阴茎脚

    C.　阴茎海绵体后端左、右离开，附着于耻骨弓

    D.　分头、体、根三部分

    E. 头和体之间为阴茎颈

三、填空题

1. 男性内生殖器包括＿＿＿＿、＿＿＿＿和＿＿＿＿三部分，男性生殖腺是＿＿＿＿＿。

2. 男性内生殖器的输精管道包括＿＿＿＿、＿＿＿＿、＿＿＿＿及＿＿＿＿。

3. 男性内生殖器的附属腺体包括＿＿＿＿、＿＿＿＿和＿＿＿＿。

4. 输精管可分为四部，即＿＿＿＿、＿＿＿＿、＿＿＿＿和＿＿＿＿。输精管结扎术常在＿＿＿＿部进行。

5. 精索三层被膜，从内向外依次为＿＿＿＿、＿＿＿＿和＿＿＿＿。

6. 阴茎由＿＿＿＿和＿＿＿＿构成，外面包以＿＿＿＿和＿＿＿＿。

7. 男性尿道全长可分为三部，即＿＿＿＿、＿＿＿＿和＿＿＿＿。临床上把＿＿＿＿和＿＿＿＿称后尿道，＿＿＿＿称前尿道。

8. 男性尿道全程有三个狭窄、三个扩大和两个弯曲。三个狭窄分别在＿＿＿＿＿、＿＿＿＿＿和＿＿＿＿；三个扩大在＿＿＿＿、＿＿＿＿和＿＿＿＿；两个弯曲是＿＿＿＿和＿＿＿＿。

9. 位于膀胱底的后方，输精管壶腹外侧的附属腺为＿＿＿＿，分泌液体组成＿＿＿＿的一部分。

10. 前列腺一般分 5 叶，其中，位于尿道与射精管之间的是＿＿＿＿＿＿，此叶肥大可压迫＿＿＿＿＿＿，引起排尿困难。

11. 男性的外生殖器包括＿＿＿＿＿＿和＿＿＿＿＿＿。

12. 前列腺位于＿＿＿＿＿＿之间，其形态自上而下可分为＿＿＿＿＿＿三部。

13. 男性尿道具有＿＿＿＿和＿＿＿＿功能。其穿过前列腺的部分称＿＿＿＿＿部。

四、问答题

1. 简述睾丸的结构、功能。

2. 简述输精管的走行、分部，输精管结扎术的实施部位。

3. 简述前列腺的形态、位置及毗邻关系。

4. 简述男性尿道的分部及三处狭窄、三处扩大、两个弯曲。

5. 精子在何处产生？精液经何途径排出体外？

五、综合题

1. 一小孩爬树时不慎坠落，骑跨在一粗树干上，阴囊受伤，肿胀，随后即解不出小便，直到第三天才到医院诊治。检查发现耻骨联合上方腹壁膨隆，叩诊为一浊音区，靠近脐部，导尿因会阴部肿胀而失败。试问应于何处急行穿刺放尿，以避免膀胱破裂？

2. 某男子因阴囊内肿块突发疼痛于急诊室就诊。检查肿物发现：肿物偏右，鸭蛋大小，边缘光滑，硬度中等，与腹股沟无联系，并非精索肿胀向下续连所致。用手电筒透照发现能清楚透光呈红色；对侧睾丸大小正常，患者没发现另有睾丸，请考虑此肿物属于何结构？

参考答案

一、名词解释

1. 鞘膜腔：睾丸鞘膜壁层和脏层于睾丸后缘处返折移行，形成的内有少量浆液的密闭腔隙，称鞘膜腔。

2. 精索：是一对腹股沟深环延至睾丸上端的柔软圆索状结构。它由三层被膜包被输精管以及睾丸动脉、蔓状静脉丛、输精管动静脉、淋巴管、神经丛和鞘韧带等组成。

二、选择题

A 型题

1. B 2. A 3. C 4. D 5. C 6. D 7. A 8. D 9. C 10. E 11. A 12. A 13. E 14. E 15. C 16. B 17. B 18. C 19. E

X 型题

20. AB 21. CDE 22. ACE 23. ACDE 24. ABDE 25. CD 26. ABCE 27. AD 28. BCDE 29. ABDE 30. BCD 31. AB 32. CDE 33. DE 34. BDE 35. ACDE 36. BD 37. BCD 38. CDE

三、填空题

1. 生殖腺 输精管道 附属腺体 睾丸 2. 附睾 输精管 射精管 尿道 3. 1 个前列腺 1 对精囊 1 对尿道球腺 4. 睾丸部 精索部 腹股沟管部 盆部 精索部 5. 精索内筋膜 提睾肌 精索外筋膜 6. 2 个阴茎海绵体 1 个尿道海绵体 筋膜 皮肤 7. 前列腺部 膜部 海绵体部 前列腺部 膜部 海绵体部 8. 尿道内口 尿道膜部 尿道外口 尿道前列腺部 尿道球部 尿道舟状窝 耻骨下弯 耻骨前弯 9. 一对精囊 精液
10. 中叶 尿道 11. 阴囊 阴茎 12. 膀胱颈和尿生殖膈 前列腺底 体 尖 13. 排尿 排精 前列腺部

四、问答题

1. 睾丸是微扁的椭圆体，表面光滑，分内外两面，前后两缘，上下两端。内面较平，外侧面稍凸；前缘游离，后缘有血管、神经和淋巴管出入，并和附睾、输精管睾丸部相接触；上端有附睾头遮盖，下端游离。

2. 输精管行程较长，分为四部：①睾丸部：最短，始于附睾尾，在睾丸后缘走行。②精索部：介于睾丸上端与腹股沟管皮下环之间，位于皮下，易于触诊，又称皮下部，是输精管结扎的理想部位。③腹股沟管部：位于腹股沟管的精索内的部分，疝修补术时，应注意勿伤及输精管。④盆部：为最长的一段，输精管穿过腹股沟管深环，沿盆侧壁行向后下，经输尿管末端前方至膀胱底的后面，在此两侧输精管逐渐接近并扩大成输精管壶腹。输精管末端变细，与精囊的排泄管汇合成射精管。

3. 前列腺呈前后稍扁的栗子形，上端宽大称为前列腺底，邻接膀胱颈。下端尖细，位于尿生殖膈上，称为前列腺尖。底与尖之间的部分称为前列腺体。体的后面较平坦，在正中线有一纵行浅沟，称为前列腺沟，前列腺增生症时可消失或变浅。位置和毗邻：位于膀胱和尿生殖膈之间。前列腺底与膀胱颈、精囊和输精管壶腹相邻。前方邻接耻骨联合，后方为直肠壶腹。

4. 尿道行程：起于尿道内口，止于阴茎头尖端的尿道外口，成人长 16～22 cm。全程可分为三部：前列腺部（穿经前列腺的部分）、膜部（穿过尿生殖膈的部分）和海绵体部（穿过尿道海绵体的部分）。尿道在行径中粗细不一，有三个狭窄、三个扩大和两个弯曲。三个狭窄：尿道内口、尿道膜部和尿道外口，以外口最窄。三个扩大：前列腺部、尿道球部和尿道舟状窝。一个弯曲为耻骨下弯，在耻骨联合下方 2 cm 处，凹向前上，包括前列腺部、膜部和海绵体部的起始部。此弯曲恒定无变化。另一个弯曲为耻骨前弯，在耻骨联合的前下方，凹向后下，位于阴茎根和体之间。如将阴茎向上提起，此弯曲可消失。

5. 精子由精曲小管壁的上皮产生后经精直小管→睾丸网→睾丸输出小管→附睾→输精管睾丸部→输精管精索部→输精管腹股沟管部→输精管盆部→射精管→尿道前列腺部→尿道膜部→尿道海绵体部→尿道外口→体外。

五、综合题

1. 尿潴留致膀胱顶高出于耻骨联合之上，腹膜脏、壁层返折线随膀胱胀大而上升，膀胱前面直贴腹壁，因此可在耻骨联合稍上经腹壁进行膀胱穿刺放尿，拔针后尿液不会因膀胱重新胀满而流入腹腔。

2. 肿物与腹股沟无联系，不可能是腹股沟疝。肿物能透光，说明不是实心团块而是液性囊肿。肿物侧没发现睾丸，可见睾丸与肿物成为一体。从上面各点基本可以确定肿物属于睾丸鞘膜积液。

（赵晓明　程建军）

第二节　女性生殖系统

【目的要求】

1. 掌握女性生殖系统的分部和组成。
2. 掌握卵巢的位置、形态及固定装置。
3. 掌握输卵管的形态、分部及输卵管结扎术进行的部位。
4. 掌握子宫的位置、形态、内观和固定装置。
5. 熟悉女性乳房的形态和结构特点。
6. 熟悉阴道的位置、形态及阴道穹的毗邻。
7. 了解卵巢的毗邻。
8. 了解女性外生殖器的形态结构，阴道前庭、阴道口和尿道外口的位置。
9. 了解乳房的位置。
10. 了解会阴的界限和区分、会阴的概念。

【标本教具】

1. 女性盆腔中正中矢状切面标本及模型。
2. 乳房标本及模型。
3. 会阴的标本及模型。

【学习难点】

1. 输卵管的形态、分部及输卵管结扎术施行的部位。
2. 子宫的位置、形态、分部和固定装置。
3. 女性乳房的形态和结构特点。

【学习内容】

一、男女性生殖系统比较

项目＼性别		男性		女性	
		器官名称	功能	器官名称	功能
内生殖器	生殖腺	睾丸	产生精子、分泌雄激素	卵巢	产生卵子、分泌雌激素和孕激素
	输送管道	附睾	储存精子	输卵管	输送卵子或卵子受精部位
		输精管	输精	子宫	孕育胎儿及行经
		射精管	输精	阴道	作为产道下部以及子宫分泌物和经血的排出道
		部分尿道	排精		
	附属腺体	精囊	分泌物参与组成精液	前庭大腺	分泌少量液体，湿润阴道口
		前列腺			
		尿道球腺			
外生殖器		阴囊		阴阜、大阴唇、小阴唇、阴蒂、阴道前庭、前庭球	
		阴茎			

二、输卵管的分部

名称	临床意义
输卵管子宫部	位于子宫壁内，开口于子宫腔
输卵管峡	临床上进行输卵管结扎术的部位
输卵管壶腹	卵子受精的场所
输卵管漏斗	伸出的指状突起为输卵管伞，末端开口于腹腔

三、子宫的形态及分部

成年未孕子宫为前后略扁、倒置的梨形。

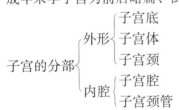

子宫的分部
- 外形
  - 子宫底
  - 子宫体
  - 子宫颈
- 内腔
  - 子宫腔
  - 子宫颈管

子宫峡：子宫体与子宫颈之间狭细的部分，未孕时约 1 cm，受孕后可伸长至 7～11 cm，妊娠末期称子宫下段，是剖宫产手术常用的切口部位。

四、子宫的固定装置

除盆膈肌、盆膈筋膜的承托外，子宫韧带对子宫位置及姿势的维持也起到重要的作用。

名称	作用
子宫阔韧带	防止子宫向两侧移动
子宫主韧带	防止子宫脱垂
子宫圆韧带	维持子宫前倾位
子宫骶韧带	维持子宫前倾前屈位

测试题

一、名词解释

1. 子宫峡　2. 输卵管峡　3. 阴道穹　4. Cooper 韧带

二、选择题

A 型题（只有一个正确选项）

1. 下列不属于女性内生殖器的是(　　)。
   A. 卵巢　　　　　　　　B. 子宫　　　　　　　C. 阴道
   D. 前庭球　　　　　　　E. 输卵管

2. 下列关于卵巢的叙述，不正确的是(　　)。
   A. 为女性的生殖腺
   B. 位于髂内动、静脉之间所夹的卵巢窝内
   C. 产生卵子并能分泌女性激素
   D. 其后缘游离，称为独立缘
   E. 大小和形态随年龄而有差异

3. 卵巢与子宫角相连的韧带是(　　)。
   A. 卵巢系膜　　　　　　B. 卵巢固有韧带　　　C. 卵巢悬韧带
   D. 子宫阔韧带　　　　　E. 子宫圆韧带

4. 关于输卵管，下列叙述正确的是 (　　)。
   A. 是输送卵子的膜性管道
   B. 走行平直
   C. 外侧端开口于子宫腔
   D. 内侧端为输卵管腹腔口
   E. 位于子宫阔韧带的上缘内

5. 卵子受精的部位通常在(　　)。
   A. 子宫　　　　　　　　B. 输卵管子宫部　　　C. 输卵管峡
   D. 输卵管壶腹　　　　　E. 输卵管漏斗

6. 输卵管结扎术常选部位在(　　)。
   A. 输卵管腹腔口　　　　B. 输卵管子宫部　　　C. 输卵管峡

D. 输卵管壶腹   E. 输卵管漏斗

7. 识别输卵管的标志性结构是（   ）。

    A. 输卵管伞   B. 卵巢悬韧带   C. 输卵管漏斗

    D. 卵巢固有韧带   E. 卵巢系膜

8. 关于成人未孕子宫的形态，下列叙述不正确的是（   ）。

    A. 呈前后稍扁、倒置的梨形   B. 未孕的子宫腔小

    C. 长 7~9 cm，厚 2~3 cm   D. 分底、体、颈三部分

    E. 子宫峡明显

9. 关于子宫腔，下列叙述不正确的是（   ）。

    A. 未孕时子宫腔较狭窄

    B. 分子宫腔和子宫颈管两部分

    C. 子宫腔呈梭形

    D. 子宫颈管的下口称子宫口

    E. 经产妇子宫口呈横裂状

10. 下列关于子宫位置的描述，错误的是（   ）。

    A. 为腹膜内位器官   B. 呈前倾前屈位   C. 位于小骨盆腔的中央

    D. 介于膀胱与直肠之间   E. 子宫长轴与阴道长轴的夹角称为前倾

11. 维持子宫在正常位置的韧带主要是（   ）。

    A. 子宫阔韧带   B. 子宫圆韧带   C. 子宫主韧带

    D. 子宫骶韧带   E. 以上全正确

12. 妊娠期间，延长形成"子宫下段"的部分是（   ）。

    A. 子宫底   B. 子宫体   C. 子宫峡

    D. 子宫颈阴道上部   E. 子宫颈阴道部

13. 关于子宫峡，下列叙述正确的是（   ）。

    A. 位于子宫颈阴道部和子宫颈阴道上部之间

    B. 非妊娠时长约 3 cm

    C. 妊娠期伸展变长，达 7~11 cm

    D. 妊娠期称"子宫颈上段"

    E. 妊娠末期峡壁逐渐变厚

14. 直肠子宫陷凹有积液时，可经下列哪个部位进行穿刺？（   ）。

    A. 阴道后穹   B. 阴道前穹   C. 阴道侧穹

    D. 阴道前庭   E. 阴道口

15. 下列不属于女性外生殖器的是（   ）。

    A. 大阴唇   B. 小阴唇   C. 阴阜

    D. 阴道前庭   E. 前庭大腺

16. 关于女性乳房位置，下列叙述错误的是（   ）。

    A. 位于胸大肌和胸筋膜的表面   B. 上起第 2~3 肋

    C. 下至第 6~7 肋   D. 内侧至胸骨线

    E. 外侧可达腋中线

17. 乳腺脓肿切开引流应采用的手术切口应(　　)。
    A. 水平　　　　　　　　B. 垂直　　　　　　　C. 斜行
    D. 环行　　　　　　　　E. 以乳头为中心呈放射状

18. 下列对广义会阴的描述，错误的是(　　)。
    A. 在肛门和外生殖器之间　　　　　　　B. 呈菱形
    C. 前方为耻骨联合下缘　　　　　　　　D. 后方为尾骨尖
    E. 肛门三角有肛管通过

19. 狭义的会阴是指(　　)。
    A. 封闭小骨盆下口的软组织
    B. 阴道前庭的软组织
    C. 肛门与外生殖器之间的软组织
    D. 耻骨联合至外生殖器之间的软组织
    E. 盆膈以下的软组织

20. 尿生殖三角与肛门三角的分界线为(　　)。
    A. 两侧坐骨棘的连线　　　　　　　　　B. 两侧坐骨结节的连线
    C. 两坐骨支中点的连线　　　　　　　　D. 两耻骨下文中点的连线
    E. 两耻骨上文中点的连线

X 型题

21. 关于女性内生殖器，下列叙述正确的是(　　)。
    A. 包括生殖腺、输送管道及附属腺
    B. 生殖腺为卵巢
    C. 输送管道包括输卵管、子宫和阴道
    D. 卵巢是产生卵子和分泌女性激素的器官
    E. 卵子在子宫内受精后，植入子宫内膜发育成胎儿

22. 输卵管可分为(　　)。
    A. 子宫部　　　　　　　B. 子宫角　　　　　　　C. 输卵管峡
    D. 输卵管壶腹　　　　　E. 输卵管漏斗

23. 关于输卵管漏斗，下列叙述正确的是(　　)。
    A. 为输卵管外侧端漏斗状膨大的部分
    B. 向后下弯曲覆盖在卵巢的后缘和内侧面
    C. 有输卵管腹腔口开口于腹腔
    D. 末端边缘的指状突起称输卵管伞
    E. 卵子通常都在此受精

24. 子宫附件包括(　　)。
    A. 卵巢　　　　　　　　B. 子宫　　　　　　　　C. 阴道
    D. 输卵管　　　　　　　E. 前庭大腺

25. 关于子宫的形态，下列叙述正确的是(　　)。
    A. 外形分底、体、颈三部分
    B. 子宫底为两侧输卵管子宫口以上的部分

C. 内腔分为子宫腔和子宫颈管两部分

D. 子宫颈为肿瘤的好发部位

E. 子宫与输卵管相接处称子宫角

26. 下列关于子宫的固定装置的叙述，正确的是(　　　)。

   A. 盆膈、尿生殖膈等也起很大的作用

   B. 子宫圆韧带有穿经腹股沟管的一段

   C. 子宫主韧带限制子宫向两侧移动

   D. 子宫阔韧带对固定子宫颈有重要作用

   E. 防止子宫向下脱垂的是子宫骶韧带

27. 下列关于子宫颈的描述，正确的是(　　　)。

   A. 是子宫下端较窄的部分

   B. 可分为阴道部和阴道上部

   C. 其内腔称子宫颈管

   D. 子宫颈管上口称子宫口

   E. 经产妇的子宫口为圆形

28. 子宫阔韧带包括(　　　)。

   A. 子宫系膜　　　　　B. 卵巢系膜　　　　　C. 卵巢固有韧带

   D. 卵巢悬韧带　　　　E. 输卵管系膜

29. 关于阴道，下列叙述正确的是(　　　)。

   A. 由黏膜、肌层和外膜组成　　　　　B. 上端包绕整个子宫颈

   C. 阴道穹前部最深　　　　　　　　　D. 后方邻直肠

   E. 阴道下口开口于阴道前庭

30. 在阴道前庭的开口有(　　　)。

   A. 尿道外口　　　　　B. 尿道内口　　　　　C. 阴道口

   D. 子宫口　　　　　　E. 前庭大腺导管口

31. 下列关于女性乳房的叙述，正确的是(　　　)。

   A. 位于胸前壁，胸大肌和胸筋膜深面

   B. 乳头和乳晕有输乳管的开口

   C. 结构中无脂肪组织

   D. 输乳管在近乳头处膨大成输乳管窦

   E. 乳腺手术应尽可能以乳头为中心做放射状切口

32. 女性直肠指检可触及(　　　)。

   A. 膀胱尖　　　　　　B. 膀胱底　　　　　　C. 输卵管漏斗

   D. 子宫颈　　　　　　E. 阴道后壁上部

33. 广义的会阴包括(　　　)。

   A. 耻骨联合上缘　　　B. 两侧坐骨结节前缘的连线

   C. 尾骨尖　　　　　　D. 耻骨下支和坐骨支

   E. 骶结节韧带

三、填空题

1. 输卵管由内侧向外侧分四部，依次为子宫部、峡部、_____和_____。

2. 子宫可分三部，即子宫体、_____和_____。

3. 临床上将_____和_____称为子宫附件。

4. 限制子宫向两侧移位的韧带是_____，防止子宫脱垂的韧带是_____。

5. 子宫颈可分_____和_____两部。

6. 子宫的内腔可分两部，上部称_____，下部称_____。

7. 子宫位于盆腔中央，前为_____，后为_____。

8. 输卵管结扎的部位是_____，输卵管受精的部位是_____。

9. 卵巢的功能是_____和_____。

10. 广义会阴可借两侧坐骨结节的连线分为前部的_____三角和后部的____三角。

11. 尿生殖三角在男性有_____通过，女性有_____和_____通过。

12. 临床上常将_____和_____之间的区域称为狭义会阴。

13. 盆膈由盆膈上筋膜、盆膈下筋膜及其间的_____肌和_____肌组成。

14. 尿生殖膈由尿生殖膈上筋膜、尿生殖膈下筋膜及其间的_____肌和_____肌组成。

15. 乳房由皮肤、_____和_____构成。

四、问答题

1. 简述子宫的形态、位置及固定装置。

2. 简述输卵管的分部，并回答卵子受精和输卵管结扎的部位各在何处。

3. 何为阴道穹？可分几部？有何临床意义？

4. 试述乳房的形态及结构。患乳房脓肿时，其手术切口要注意什么？

5. 何为广义的会阴？试述其界线、分部及各部通过的主要结构。

参考答案

一、名词解释

1. 子宫峡：在子宫颈阴道上部与子宫体相接处，较狭细，长约 1 cm，妊娠后可以逐渐伸展变长，妊娠末期称子宫下段，为剖宫产常用手术部位。

2. 输卵管峡：为输卵管紧靠子宫壁外面的一段，短而狭窄，壁较厚，输卵管结扎术常在此处进行。

3. 阴道穹：阴道上端宽阔，包绕子宫颈阴道部，在两者之间的环行凹陷称阴道穹，分前部、后部和侧部，以后部最深。

4. Cooper 韧带：乳房皮肤与乳腺深面胸筋膜之间，连有许多结缔组织小束，称乳房悬韧带或Cooper 韧带，对乳房起支持作用。当患乳腺癌时，悬韧带受侵犯而缩短，牵拉表面皮肤产生凹陷，呈"橘皮样改变"。

二、选择题

A 型题

1. D　2. B　3. B　4. E　5. D　6. C　7. A　8. E　9. C　10. A　11. E　12. C　13. C　14. A　15. E　16. D　17. E　18. A　19. C　20. B

X 型题

21. ABCD　22. ACDE　23. AD　24. AD　25. ABCDE　26. AB　27. ABC　28. ABE　29. ADE　30. ACE　31. DE　32. DE　33. BCDE

三、填空题

1. 壶腹部　漏斗部　2. 子宫底　子宫颈　3. 卵巢　输卵管　4. 子宫阔韧带　子宫主韧带
5. 子宫颈阴道部　子宫颈阴道上部　6. 子宫腔　子宫颈管　7. 膀胱　直肠　8. 输卵管峡　输卵管壶腹部　9. 产生卵子　分泌雌激素和孕激素　10. 尿生殖　肛门　11. 尿道　尿道　阴道　12. 外生殖器　肛门　13. 肛提　尾骨　14. 会阴深横　尿道括约　15. 乳腺　结缔组织

四、问答题

1. 子宫位于小骨盆中央，膀胱与直肠之间。成年未孕的子宫呈倒梨形，在膀胱空虚时呈轻度的前倾前屈位。从外形上将子宫分为子宫底、子宫体、子宫颈三部分，从子宫内部分为子宫腔和子宫颈管两部分。子宫借韧带、阴道、尿生殖膈和盆膈肌等结构保持其正常位置。其中参与维持子宫形态的韧带有：①子宫阔韧带（限制子宫向两侧移动）、②子宫圆韧带（维持子宫前倾）、③子宫主韧带（防止子宫脱垂）、④子宫骶韧带（维持子宫前屈前倾）。

2. 输卵管分为四部，即输卵管子宫部、输卵管峡部、输卵管壶腹部和输卵管漏斗部。卵子受精的部位在输卵管壶腹部，常在输卵管峡结扎输卵管。

3. 阴道上端环绕子宫颈阴道部，形成环行的凹陷，即阴道穹，分前部、后部和两侧部，以后部最深，并与直肠子宫陷凹相邻。

4. 乳房由皮肤、乳腺和脂肪组织构成。乳腺被脂肪组织分隔为 15～20 个乳腺叶。每个乳腺叶有 1 条输乳管，均以乳头为中心呈放射状排列。因此，临床进行乳房脓肿切开术时，应尽量做放射状切口，以减少乳腺叶和输乳管的损伤。

5. 广义的会阴是指盆膈以下封闭骨盆下口的全部软组织，呈菱形，前为耻骨联合下缘及耻骨弓状韧带，两侧为耻骨弓、坐骨结节及骶结节韧带，后为尾骨尖。通过两侧坐骨结节的连线将会阴分为尿生殖三角（尿生殖区）和肛门三角（肛门区）。尿生殖区在男性有尿道通过，在女性有尿道和阴道通过；肛门区有肛管通过。

（刘　羡　曹园园）

第三篇 脉管系统

第一章 心血管系统

【目的要求】

1. 掌握体循环和肺循环的途径及意义。

2. 掌握心的位置、外形和心各腔的结构，心传导系统的组成。

3. 掌握全身各大动脉干的主要分支和分布。

4. 掌握全身浅表动脉的名称、压迫止血点及止血范围。

5. 掌握体循环主要浅静脉起止、行径和主要属支。

6. 掌握肝门静脉系的组成、行径和属支，肝门静脉系的结构特点及其与上、下腔静脉的交通部位和交通途径。

7. 熟悉脉管系统的组成。

8. 熟悉体循环静脉的主要属支。

9. 了解冠状窦的位置和开口。

10. 了解房间隔和室间隔的形态结构。

11. 了解心包的构成。

【标本教具】

1. 打开胸前壁的完整大体标本。

2. 离体心标本（牛心、人心、羊心）。

3. 心模型（能够观察心内腔的心脏模型）。

4. 具有全身动脉的完整大体标本。

5. 显示头颈部动脉的标本和模型。

6. 腹腔动脉标本。

7. 具有全身静脉的完整大体标本。

【学习难点】

1. 心的位置、外形和心各腔的形态结构。

2. 左、右冠状动脉的起始、行径和重要分支的分布范围。

3. 腹腔干、肠系膜上动脉、肠系膜下动脉及其分支的行径和分布。

4. 肝门静脉系与上、下腔静脉的交通途径。

【学习内容】

1. 心外形：

一尖	一底	两面	三缘	三沟
心尖	心底	胸肋面、膈面	左缘、右缘、下缘	冠状沟、前室间沟、后室间沟

2. 心各腔的入口、出口：

名称	入口	出口
右心房	上腔静脉口、下腔静脉口、冠状窦口	右房室口（三尖瓣）
右心室	右房室口（三尖瓣）	肺动脉口（肺动脉瓣）
左心房	左肺上、下静脉口，右肺上、下静脉口	左房室口（二尖瓣）
左心室	左房室口（二尖瓣）	主动脉口（主动脉瓣）

3. 全身浅表动脉的名称、压迫止血部位及止血范围：

名称	压迫部位	止血范围
颈总动脉和颈外动脉	于环状软骨弓的侧方，向后内方压向第 6 颈椎横突前方的颈动脉结节	头面部
面动脉	于下颌骨体表面咬肌前缘处，向下颌骨压迫	面颊部
颞浅动脉	于耳屏前方，向颞骨压迫	颞部、顶部
锁骨下动脉	于锁骨中点上方锁骨上窝处，向后下方第 1 肋骨压迫	一侧上肢
肱动脉	于臂中部，向肱骨压迫	压迫点以下的上肢
桡动脉	于腕上横纹外侧端，向深部压迫	手部
尺动脉	于腕上横纹内侧端，向深部压迫	手部
指掌侧固有动脉	于指根部两侧，向指骨压迫	手指
股动脉	于腹股沟中点，向深部耻骨上支压迫	全下肢
腘动脉	于腘窝中，腘窝加垫，屈膝包扎	小腿和足部
足背动脉	于内、外踝连线的中点，向深部压迫	足部

4. 体循环动脉：

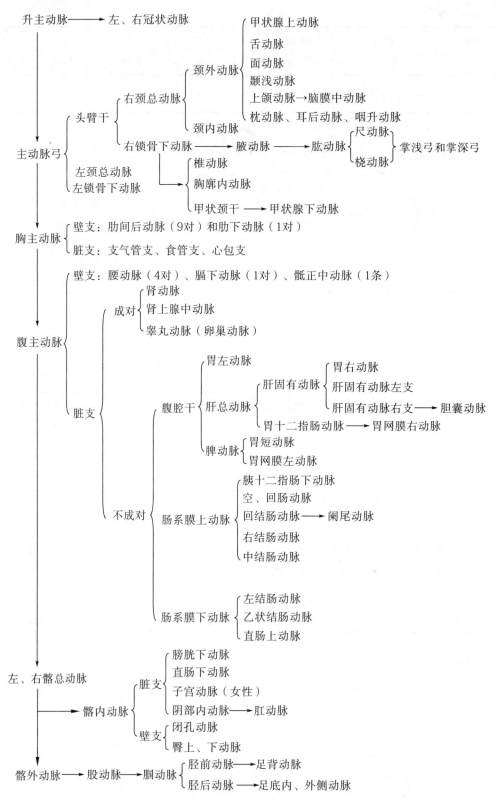

5. 腹主动脉分支的名称及各分支供应器官：

名称		供应的器官
成对的分支	肾上腺中动脉	肾上腺
	肾动脉	肾
	睾丸动脉	睾丸
	卵巢动脉	卵巢
不成对的分支	腹腔干	食管、胃、十二指肠、肝、胆囊、脾、胰
	肠系膜上动脉	十二指肠、胰、空肠、回肠、盲肠、阑尾、升结肠、横结肠
	肠系膜下动脉	降结肠、乙状结肠、直肠

6. 肠系膜上、下动脉分支的名称及各分支供应的器官：

名称		供应的器官
肠系膜上动脉	胰十二指肠上动脉	十二指肠、胰
	空肠动脉	空肠
	回肠动脉	回肠
	回结肠动脉	回肠、阑尾、盲肠
	右结肠动脉	升结肠
	中结肠动脉	横结肠
肠系膜下动脉	左结肠动脉	降结肠
	乙状结肠动脉	乙状结肠
	直肠上动脉	直肠

7. 全身浅表静脉的名称及注入部位：

名称	注入部位
颈外静脉	锁骨下静脉或静脉角
锁骨下静脉	头臂静脉
头静脉	腋静脉或锁骨下静脉
贵要静脉	肱静脉
胸腹壁浅静脉	腋静脉
腹壁浅静脉、旋髂浅静脉、阴部外静脉、股外侧浅静脉、股内侧浅静脉	大隐静脉
大隐静脉	股静脉
小隐静脉	腘静脉

测试题

总论、心

一、名词解释

1. 体循环 2. 肺循环 3. 卵圆窝 4. 心包腔

二、选择题

A 型题（只有一个正确选项）

1. 下列关于脉管系统组成的描述，正确的是（　　）。
   A. 心脏、动脉、毛细血管和静脉　B. 心脏、动脉、静脉和循环中的血液
   C. 心血管系统和淋巴管　　　　　D. 心血管系统和淋巴系统
   E. 心血管系统和淋巴器官

2. 动脉是（　　）。
   A. 运送动脉血的血管　　　　　B. 具有明显搏动的血管
   C. 运送血液离心的管道　　　　D. 与左半心相连的血管
   E. 压力高、管壁厚、容量大的血管

3. 肺循环起于（　　）。
   A. 肺泡周围的毛细血管　　B. 左心房　　　　　　C. 左心室
   D. 右心房　　　　　　　　E. 右心室

4. 体循环终止于（　　）。
   A. 全身各部毛细血管　　　B. 左心房　　　　　　C. 左心室
   D. 右心房　　　　　　　　E. 右心室

5. 下列对心的描述，正确的是（　　）。
   A. 心尖朝向左前下方　　　　B. 心底与膈相贴
   C. 房间隔分为肌性部和膜部　D. 右冠状动脉前室间支行于前室间沟内
   E. 右心房、右心室分别位于左心房、左心室的左前方

6. 下列对心尖的描述，正确的是（　　）。
   A. 朝向前下方　　　　　　B. 平对第 5 肋间隙
   C. 由左心室构成　　　　　D. 由左右心室构成
   E. 稍左侧的凹陷称心尖切迹

7. 参与心底构成的有（　　）。
   A. 左心房和左心室　　　　B. 右心房和右心室
   C. 左心房和右心房　　　　D. 左心室和右心室
   E. 左右心房、左右心室的一部分

8. 构成心右缘的是（　　）。
   A. 右心房和右心室　　　　B. 右心房

C. 右心室和下腔静脉　　　　　　D. 右心房和下腔静脉

E. 上腔静脉、右心房和右心室

9. 构成心左缘的是(　　)。

    A. 主动脉弓、肺动脉和左心室

    B. 左心室

    C. 肺动脉和左心房

    D. 左心耳和左心室

    E. 升主动脉、肺动脉、左心房和左心室

10. 冠状窦注入(　　)。

    A. 左心房　　　　　　　　B. 右心房　　　　　　　　C. 右心室

    D. 上腔静脉　　　　　　　E. 下腔静脉

11. 界嵴(　　)。

    A. 是心房和心室的分界

    B. 是左心室流入道和流出道的分界

    C. 是右心室流入道和流出道的分界

    D. 是腔静脉窦和固有心房的分界

    E. 为卵圆窝前上方的嵴

12. 右心房有(　　)。

    A. 4个肺静脉入口　　　　B. 肺动脉口　　　　　　C. 心大静脉开口

    D. 上、下腔静脉口　　　　E. 心中静脉开口

13. 卵圆窝位于(　　)。

    A. 左心房房间隔下部　　　B. 右心室室间隔上部

    C. 左心室室间隔上部　　　D. 右心房房间隔下部

    E. 以上都不对

14. 下列对右心室的描述，正确的是(　　)。

    A. 位于右心房的左前下方　B. 室壁比左心室壁略厚

    C. 构成心右缘　　　　　　D. 内面不平滑，有肉柱形成的嵴状隆起

    E. 有冠状窦开口

15. 右心室流入道和流出道的分界是(　　)。

    A. 隔缘肉柱（节制索）　　B. 室上嵴　　　　　　　C. 三尖瓣隔瓣

    D. 前乳头肌　　　　　　　E. 三尖瓣前瓣

16. 下列对左心室的描述，错误的是(　　)。

    A. 位于右心室的左后上方　B. 流出道又称为主动脉前庭

    C. 流入道入口有二尖瓣环　D. 壁比右心室薄

    E. 二尖瓣前瓣是流入道和流出道的分界

17. 左心室流入道和流出道的分界是(　　)。

    A. 二尖瓣前瓣　　　　　　B. 二尖瓣后瓣　　　　　C. 前乳头肌

    D. 后乳头肌　　　　　　　E. 二尖瓣后瓣、腱索和乳头肌

18. 二尖瓣位于(　　)。

A. 上腔静脉口　　　　　　B. 下腔静脉口　　　　　C. 主动脉口

D. 肺动脉口　　　　　　　E. 左房室口

19. 窦房结位于(　　)。

A. 房间隔下部的心内膜深面　　B. 右肺上静脉入口处

C. 上腔静脉前方心内膜深面　　D. 上腔静脉与右心房交界处心外膜深面

E. 无上述情况

20. 心正常收缩的起搏点是(　　)。

A. 窦房结　　　　　　　　B. 房室结

C. 房室结和房室束　　　　D. 房室束

E. 无上述情况

21. 纤维性心包(　　)。

A. 分壁层和脏层　　　　　B. 下方与膈胸膜相贴

C. 与出入心的大血管外膜相续　　D. 与心外膜之间的窄隙称心包腔

E. 后壁与左心房、下腔静脉之间为心包斜窦

22. 心包横窦位于(　　)。

A. 心包腔前下部　　　　　B. 升主动脉和肺动脉干后方

C. 下腔静脉和心包后壁之间　　D. 上腔静脉和右肺血管之间

E. 无上述情况

X 型题 （有两个或两个以上的正确选项）

23. 下列对心的描述，正确的是(　　)。

A. 右心房有冠状窦口　　　B. 左心房有左房室口

C. 心室内有梳状肌　　　　D. 主动脉口有三个袋状的半月瓣

E. 左房室口有二尖瓣

24. 下列对心的描述，正确的是(　　)。

A. 位于中纵隔内　　　　　B. 约 1/3 在正中面的左侧

C. 约 2/3 在正中面的右侧　　D. 前面全部被胸膜覆盖

E. 前方对向胸骨体和第 2~6 肋软骨

25. 下列对右心室的描述，正确的是(　　)。

A. 心肌没有左心室发达，肉柱较细小

B. 有节制索

C. 流入道和流出道的分界是室上嵴

D. 流出道又称动脉圆锥

E. 入口周缘有三尖瓣环

26. 开口于右心房的结构是(　　)。

A. 上腔静脉口　　　　　　B. 主动脉口　　　　　C. 下腔静脉口

D. 肺动脉口　　　　　　　E. 冠状窦口

27. 心室收缩时(　　)。

A. 二尖瓣关闭　　　　　　B. 主动脉瓣开放　　　　C. 三尖瓣关闭

D. 三尖瓣开放　　　　　　E. 肺动脉瓣开放

28. 下列关于左心房的描述，正确的是( )。
    A. 是心腔最后方的部分
    B. 左心耳内面肉柱发达，交织成网
    C. 隔心包后壁与食管毗邻
    D. 后部两侧各有两条肺静脉通入
    E. 前方有升主动脉和肺动脉

29. 主动脉口( )。
    A. 为右心室的出口
    B. 周缘有主动脉瓣
    C. 为左心室的出口
    D. 周缘有二尖瓣
    E. 周缘有三尖瓣

30. 心传导系包括( )。
    A. 腱索
    B. 窦房结
    C. 房室束
    D. 纤维环
    E. 房室结

31. 直接汇入冠状窦的静脉有( )。
    A. 心大静脉
    B. 心中静脉
    C. 心小静脉
    D. 心前静脉
    E. 心最小静脉

32. 下列对房间隔的描述，正确的是( )。
    A. 呈矢状位
    B. 与身体正中面构成45°角
    C. 为一肌性结构
    D. 分隔左、右心房
    E. 右房壁上可见卵圆窝

33. 下列对左心室的描述，正确的是( )。
    A. 出口为主动脉口
    B. 入口为冠状窦口
    C. 有两组乳头肌
    D. 内腔有隔缘肉柱
    E. 内为动脉血

34. 下列对左冠状动脉的描述，正确的是( )。
    A. 起于主动脉左窦
    B. 分为前室间支和旋支
    C. 分布于室间隔前1/3
    D. 分布于室间隔前2/3
    E. 分布于右心室前壁的一部分

35. 右心房有( )。
    A. 上腔静脉口
    B. 下腔静脉口
    C. 冠状窦口
    D. 肺静脉口
    E. 卵圆窝

36. 下列对右心房的描述，正确的是( )。
    A. 分为固有心房和腔静脉窦
    B. 后内侧壁上有卵圆窝
    C. 有三个入口
    D. 内面有界嵴
    E. 外面有界沟

37. 心的出入口( )。
    A. 右心房有三个入口
    B. 左心房有四个入口
    C. 心房的出口即心室的入口，称房室口
    D. 右心室的出口为肺动脉口
    E. 出入口均有瓣膜

38. 下列对心传导系的描述，正确的是（　　　）。
     A. 由特殊分化的心肌细胞组成
     B. 窦房结是心的正常起搏点
     C. 房室结位于冠状窦口与右房室口之间的心内膜深面
     D. 房室束把窦房结冲动传至房室结
     E. 不受神经系统的调控

三、填空题

1. 心血管系统由心、＿＿＿＿＿＿、＿＿＿＿＿＿和毛细血管组成。
2. 淋巴系统包括＿＿＿＿＿＿＿、＿＿＿＿＿＿＿和淋巴组织。
3. 肺循环起于＿＿＿＿＿＿＿＿，终于＿＿＿＿＿＿＿＿。
4. 体循环起于＿＿＿＿＿＿＿＿，终于＿＿＿＿＿＿＿＿。
5. 体循环的途径是动脉血由＿＿＿＿＿＿＿＿＿射入＿＿＿＿＿＿，经其各级分支至全身毛细血管，进行物质交换后变成静脉血。
6. 肺循环的途径是静脉血自＿＿＿＿＿＿＿经＿＿＿＿＿＿＿＿及其分支入肺。
7. 心位于胸腔＿＿＿＿＿＿纵隔内，约＿＿＿＿＿＿在身体正中线的左侧。
8. 在＿＿＿＿＿＿侧第＿＿＿＿＿＿肋间隙锁骨中线内侧 1~2 cm 处可扣及心尖搏动。
9. 左、右心室表面的分界标志是＿＿＿＿＿＿＿＿＿和＿＿＿＿＿＿＿＿＿＿。
10. 右心房前后两部的分界线，外面为＿＿＿＿＿＿＿，内面为＿＿＿＿＿＿＿＿。
11. 右房室口为＿＿＿＿＿＿＿＿＿瓣，左房室口为＿＿＿＿＿＿＿＿瓣。
12. 左心室出口为＿＿＿＿＿＿＿，口的周缘附有＿＿＿＿＿＿＿瓣。
13. 左、右心房间为＿＿＿＿＿＿＿＿＿隔，左、右心室间为＿＿＿＿＿＿＿＿＿＿隔。
14. 左冠状动脉两大分支分别为＿＿＿＿＿＿＿＿＿和＿＿＿＿＿＿＿＿。
15. 心包由＿＿＿＿＿＿＿＿心包和＿＿＿＿＿＿＿＿心包两部分构成。

四、问答题

1. 描述心各腔有哪些入口和出口。
2. 心传导系包括哪些?

头颈部、上肢及胸部动脉

一、名词解释

1. 动脉韧带　2. 颈动脉窦　3. 颈动脉小球

二、选择题

A 型题（只有一个正确选项）

1. 肺动脉干起自（　　　）。
     A. 左心房　　　　　　　B. 左心室　　　　　　　C. 右心房

D. 右心室　　　　　　　　　E. 主动脉前庭

2. 下列对动脉韧带的描述，正确的是（　　　）。

    A. 连于肺动脉干与升主动脉之间　B. 由肌纤维束构成

    C. 来源于动脉圆锥　　　　　　　D. 是动脉导管闭锁的遗迹

    E. 以上均不是

3. 下列对主动脉小球的描述，正确的是（　　　）。

    A. 位于主动脉弓壁内　　　　　　B. 位于主动脉弓前方

    C. 在主动脉弓与气管之间　　　　D. 在主动脉弓下方

    E. 属压力感受器

4. 下列对颈总动脉的描述，正确的是（　　　）。

    A. 平甲状软骨上缘分为颈内、外动脉

    B. 起于主动脉弓

    C. 分叉处稍膨大形成颈动脉小球

    D. 与迷走神经及颈外静脉伴行

    E. 是头部唯一的动脉干

5. 下列对颈动脉小球的描述，正确的是（　　　）。

    A. 在颈总动脉壁内

    B. 在颈内动脉起始处壁内

    C. 借结缔组织连于颈动脉权的后方

    D. 属压力感受器

    E. 无上述情况

6. 下列对颈外动脉的描述，正确的是（　　　）。

    A. 位于颈内动脉外侧

    B. 行经腮腺浅面

    C. 在下颌颈处分为颞浅动脉和上颌动脉

    D. 分布于甲状腺侧叶上、下部

    E. 可分布于颅内结构

7. 在咬肌前缘绕过下颌骨下缘的动脉是（　　　）。

    A. 面动脉　　　　　B. 舌动脉与枕动脉　　　C. 舌动脉

    D. 脑膜中动脉　　　E. 大脑前动脉

8. 脑膜中动脉直接起于（　　　）。

    A. 颈内动脉　　　　B. 颈外动脉　　　　　　C. 颞深动脉

    D. 上颌动脉　　　　E. 大脑中动脉

9. 下列不属于颈外动脉分支的是（　　　）。

    A. 甲状腺下动脉　　B. 甲状腺上动脉　　　　C. 面动脉

    D. 舌动脉　　　　　E. 颞浅动脉

10. 下列对颈内动脉的描述，正确的是（　　　）。

    A. 起于平对舌骨大角处的颈总动脉

    B. 沿颈外动脉内侧上行

    C.　根据行程分为颈部、海绵窦部和虹吸部

    D.　在颈部无分支

    E.　无上述情况

11.　下列不属于锁骨下动脉分支的是（　　　）。

    A.　椎动脉　　　　　　　　　B.　胸肩峰动脉　　　　　C.　甲状颈干

    D.　胸廓内动脉　　　　　　　E.　肋颈干

12.　下列对椎动脉的描述，正确的是（　　　）。

    A.　起于颈总动脉　　　　　　　　B.　穿过第 7～1 颈椎横突孔

    C.　经枕骨大孔入颅　　　　　　　D.　直接参与构成大脑动脉环

    E.　发出大脑后动脉

13.　下列对胸廓内动脉的描述，正确的是（　　　）。

    A.　起于锁骨下动脉

    B.　紧靠胸骨外侧缘下行

    C.　向每一肋间隙发出一条肋间前动脉

    D.　发分支至心、膈、胸前壁等处

    E.　其终支肌膈动脉穿至腹直肌

14.　甲状颈干的分支是（　　　）。

    A.　甲状腺下动脉　　　　　　B.　颈升动脉　　　　　　C.　肩胛下动脉

    D.　甲状腺上动脉　　　　　　E.　肩胛背动脉

15.　下列对肱动脉的描述，正确的是（　　　）。

    A.　行经桡神经沟　　　　　　　　B.　沿肱二头肌内侧下行

    C.　与肌皮神经伴行　　　　　　　D.　与桡神经伴行

    E.　与尺神经伴行

16.　桡动脉的位置在（　　　）。

    A.　腕部桡侧腕屈肌腱与掌长肌腱之间

    B.　掌长肌腱内侧

    C.　拇长伸肌腱外侧

    D.　桡侧腕屈肌腱外侧

    E.　外上髁前方

17.　下列对掌浅弓的描述，正确的是（　　　）。

    A.　由桡动脉掌浅支和尺动脉末端组成

    B.　由桡动脉掌深支和尺动脉掌深支组成

    C.　由尺动脉掌深支和桡动脉末端组成

    D.　由桡尺动脉末端组成

    E.　位于指浅屈肌深面

X 型题（有两个或两个以上的正确选项）

18.　不属于颈外动脉分支的是（　　　）。

    A.　甲状腺上动脉　　　　　　B.　甲状腺下动脉　　　　　C.　面动脉

    D.　上颌动脉　　　　　　　　E.　眼动脉

19. 甲状腺的动脉来自（　　）。
　　A. 颈外动脉的甲状腺上动脉　　B. 甲状颈干的甲状腺下动脉
　　C. 颈总动脉　　D. 锁骨下动脉
　　E. 腋动脉

20. 下列属于锁骨下动脉分支的是（　　）。
　　A. 甲状颈干　　B. 椎动脉
　　C. 甲状腺上动脉　　D. 胸廓内动脉
　　E. 胸肩峰动脉

21. 组成掌浅弓的血管是（　　）。
　　A. 桡动脉的掌浅支　　B. 桡动脉的末端　　C. 尺动脉的末端
　　D. 骨间前动脉　　E. 尺动脉的掌深支

22. 胸主动脉的壁支包括（　　）。
　　A. 胸廓内动脉　　B. 肋间后动脉　　C. 支气管动脉
　　D. 肋下动脉　　E. 食管动脉

23. 下列属于颈外动脉分支的是（　　）。
　　A. 甲状腺上动脉　　B. 舌动脉　　C. 上颌动脉
　　D. 尺动脉　　E. 腋动脉

24. 下列对主动脉弓的描述，正确的是（　　）。
　　A. 前方有胸骨柄　　B. 壁内有压力感受器
　　C. 下缘有主动脉小球　　D. 在第4胸椎体高度移行为胸主动脉
　　E. 后方有食管

25. 下列对颈总动脉的描述，正确的是（　　）。
　　A. 起于主动脉弓
　　B. 经胸锁关节后方
　　C. 平甲状软骨上缘分为颈内、外动脉
　　D. 前方有迷走神经
　　E. 内侧有气管

26. 下列对锁骨下动脉的描述，正确的是（　　）。
　　A. 右侧起于头臂干　　B. 左侧起于主动脉弓
　　C. 椎动脉为其最大分支　　D. 末端移行为肱动脉
　　E. 向下发出胸廓内动脉

27. 腋动脉的分支包括（　　）。
　　A. 胸肩峰动脉　　B. 肱深动脉
　　C. 旋肱前、后动脉　　D. 肩胛下动脉
　　E. 甲状腺下动脉

三、填空题

1. 主动脉弓的凸侧发出三条较大的动脉，由右向左依次发出＿＿＿＿＿＿＿、左颈总动脉和＿＿＿＿＿＿＿。

2. 升主动脉发出_____和_____。

3. 头臂干分为_____和_____。

4. 颈动脉窦是_____感受器，颈动脉小球是_____感受器。

5. 甲状腺上动脉起于_____，甲状腺下动脉起于_____。

6. 颈外动脉两个终支是_____和_____。

7. 锁骨下动脉经_____间隙，至第1肋外缘延续为_____。

8. 甲状颈干的主要分支有_____和_____。

9. 椎动脉起于_____，向上穿第6~1颈椎横突孔，经_____入颅腔。

10. 左、右锁骨下动脉分别来源于_____和_____。

11. 颈总动脉在平甲状软骨上缘水平分为_____和_____。

12. 掌浅弓由_____的末端与_____掌浅支吻合而成。

13. 掌深弓由_____的末端与_____掌深支吻合而成。

14. 胸主动脉壁支有_____、肋下动脉和_____。

15. 主动脉弓的壁内有_____，具有调节血压的作用，弓的下方有_____，属化学感受器。

16. 主动脉降部分为_____和_____。

四、问答题

请列出全身浅表动脉的名称、压迫止血部位及其止血范围。

腹、盆部及下肢的动脉

一、名词解释

腹腔干

二、选择题

A型题（只有一个正确选项）

1. 直接起于腹主动脉的动脉是（　　）。

   A. 胃左动脉　　　　　　　B. 肝总动脉　　　　　　　C. 肠系膜上动脉

   D. 胃右动脉　　　　　　　E. 脾动脉

2. 下列对肾动脉的描述，正确的是（　　）。

   A. 起于腹主动脉

   B. 只分布到肾

   C. 左肾动脉起端部位高于右侧，长度较右侧略长

   D. 经肾静脉、肾盂后方入肾门

   E. 在肾实质内不按节段分布

3. 腹腔干和肠系膜上动脉的分支不包括（　　）。

A．胃左动脉　　　　　B．胃右动脉　　　　　C．回结肠动脉

D．左结肠动脉　　　　E．肝总动脉

4．营养胃底的动脉是（　　）。

A．脾动脉　　　　　　B．胃短动脉　　　　　C．胃左动脉

D．胃右动脉　　　　　E．胃网膜右动脉

5．不属于肠系膜上动脉分支的是（　　）。

A．胰十二指肠上动脉　B．回结肠动脉　　　　C．胰十二指肠下动脉

D．中结肠动脉　　　　E．空、回肠动脉

6．肠系膜上动脉起始处栓塞后，引起肠管血运障碍的范围包括（　　）。

A．全部小肠

B．Treitz 韧带以下的小肠

C．升结肠与横结肠

D．部分十二指肠、空回肠、盲肠、升结肠和横结肠

E．全部大、小肠

7．肠系膜上动脉起始处栓塞后，血运障碍不会被影响的是（　　）。

A．十二指肠和胰　　　B．空回肠　　　　　　C．阑尾

D．升结肠和横结肠　　E．降结肠和乙状结肠

8．阑尾动脉起自（　　）。

A．肠系膜上动脉　　　B．肠系膜下动脉　　　C．右结肠动脉

D．回结肠动脉　　　　E．左结肠动脉

9．乙状结肠动脉起于（　　）。

A．腹腔干　　　　　　B．腹主动脉　　　　　C．肠系膜下动脉

D．髂内动脉　　　　　E．肠系膜上动脉

10．肠系膜下动脉起始部栓塞后，将出现完全血运障碍的器官是（　　）。

A．升结肠和横结肠　　B．降结肠和横结肠　　C．乙状结肠

D．直肠和肛管　　　　E．盲肠和阑尾

11．子宫动脉在距子宫颈外侧 2 cm 处行于（　　）。

A．输尿管的后下方　　B．输尿管的前上方　　C．输尿管的外侧

D．输卵管系膜内侧　　E．子宫阔韧带前方

12．子宫动脉起于（　　）。

A．髂内动脉　　　　　B．髂外动脉　　　　　C．闭孔动脉

D．阴部内动脉　　　　E．臀上动脉

13．下列选项中，不属于髂内动脉分支的是（　　）。

A．子宫动脉　　　　　B．膀胱下动脉　　　　C．直肠下动脉

D．卵巢动脉　　　　　E．阴部内动脉

14．下列对股动脉的描述，正确的是（　　）。

A．是髂内动脉的直接延续　　　　　　B．续于髂外动脉

C．外侧有股静脉伴行　　　　　　　　D．浅面有肌肉覆盖

E．在收肌管中发出股深动脉

15. 体表最易摸到股动脉的部位是（   ）。
    A. 腹股沟韧带中、外 1/3 交点处
    B. 腹股沟韧带稍下方
    C. 股静脉与股管之间
    D. 股神经内侧
    E. 无上述情况

16. 下列对胫后动脉的描述，正确的是（   ）。
    A. 经过内踝前方　　　B. 经过内踝后方　　　C. 经过外踝前方
    D. 经过外踝后方　　　E. 与腓深神经伴行

17. 触摸足背动脉搏动的位置在（   ）。
    A. 胫骨前肌腱外侧　　B. 胫骨前肌腱内侧
    C. 踇长伸肌腱外侧　　D. 趾长伸肌腱外侧
    E. 踇长伸肌腱内侧

18. 空、回肠动脉来自（   ）。
    A. 肠系膜下动脉　　　B. 腹腔干　　　　　　C. 脾动脉
    D. 肠系膜上动脉　　　E. 胃网膜左动脉

19. 下肢出血时，按压（   ）可止血。
    A. 肱动脉　　　　　　B. 桡动脉　　　　　　C. 尺动脉
    D. 股动脉　　　　　　E. 腘动脉

X 型题（有两个或两个以上的正确选项）

20. 腹腔干的直接分支是（   ）。
    A. 肝总动脉　　　　　B. 胃右动脉　　　　　C. 脾动脉
    D. 胃左动脉　　　　　E. 肠系膜上动脉

21. 腹腔干的分支分布于（   ）。
    A. 肝　　　　　　　　B. 胆囊　　　　　　　C. 胰
    D. 肾　　　　　　　　E. 脾

22. 分布到胃的动脉是（   ）。
    A. 胃短动脉　　　　　B. 胃右动脉　　　　　C. 胃左动脉
    D. 胃网膜右动脉　　　E. 胃网膜左动脉

23. 下列属于肠系膜上动脉分支的是（   ）。
    A. 回肠动脉　　　　　B. 中结肠动脉　　　　C. 空肠动脉
    D. 右结肠动脉　　　　E. 回结肠动脉

24. 肠系膜下动脉的分支有（   ）。
    A. 左结肠动脉　　　　B. 右结肠动脉　　　　C. 中结肠动脉
    D. 乙状结肠动脉　　　E. 直肠上动脉

25. 属于髂内动脉分支的是（   ）。
    A. 直肠下动脉　　　　B. 子宫动脉　　　　　C. 直肠上动脉
    D. 卵巢动脉　　　　　E. 阴部内动脉

26. 下列对股动脉的描述，正确的是（   ）。

A.　在股三角内下行
B.　经收肌管
C.　出收肌腱裂孔至腘窝
D.　向下延续为腘动脉
E.　在腹股沟韧带下方 2~5 cm 处分出股深动脉

27.　在下肢可以触及搏动的动脉是(　　)。
A.　足背动脉　　　　B.　腘动脉　　　　C.　股动脉
D.　胫后动脉　　　　E.　胫前动脉

28.　下列对腹主动脉的描述，正确的是(　　)。
A.　有成对和不成对脏支
B.　腰动脉是壁支
C.　腹腔干是不成对脏支
D.　肠系膜上、下动脉是成对脏支
E.　肾动脉是成对脏支

29.　下列对直肠的动脉的描述，正确的是(　　)。
A.　直肠上动脉起于肠系膜上动脉
B.　直肠下动脉起于髂内动脉
C.　直肠下动脉左、右各一支
D.　直肠上动脉是肠系膜下动脉的分支
E.　直肠上、下动脉在直肠壁内互相吻合

30.　股动脉主要直接分支为(　　)。
A.　腹壁浅动脉　　　B.　腹壁下动脉　　　C.　旋髂深动脉
D.　股深动脉　　　　E.　旋髂浅动脉

三、填空题

1.　腹主动脉自＿＿＿＿＿＿＿处续胸主动脉，相当于＿＿＿＿＿＿＿水平分为左右髂总动脉。

2.　腹主动脉成对的脏支有＿＿＿＿＿＿＿、＿＿＿＿＿＿＿和睾丸动脉（男）或卵巢动脉（女）。

3.　腹主动脉不成对的脏支有＿＿＿＿＿＿＿、＿＿＿＿＿＿＿和肠系膜下动脉。

4.　肾上腺上动脉起于＿＿＿＿＿＿＿，肾上腺下动脉起于＿＿＿＿＿＿＿。

5.　肝总动脉在十二指肠上部上方分为＿＿＿＿＿＿＿和＿＿＿＿＿＿＿。

6.　分布于胃小弯处的动脉有＿＿＿＿＿＿＿和＿＿＿＿＿＿＿。

7.　分布于胃大弯处的动脉有＿＿＿＿＿＿＿和＿＿＿＿＿＿＿。

8.　营养结肠的动脉主干来自＿＿＿＿＿＿＿和＿＿＿＿＿＿＿。

9.　阑尾动脉源于＿＿＿＿＿＿＿，胆囊动脉起于＿＿＿＿＿＿＿。

10.　直肠上动脉起于＿＿＿＿＿＿＿，直肠下动脉起于＿＿＿＿＿＿＿。

11.　股动脉在＿＿＿＿＿＿＿位置表浅，发出最粗大的动脉叫＿＿＿＿＿＿＿。

12.　分布于升结肠和降结肠的动脉分别是＿＿＿＿＿＿＿和＿＿＿＿＿＿＿。

13.　肠系膜下动脉的主要分支有＿＿＿＿＿＿＿、＿＿＿＿＿＿＿和直肠上动脉。

14. 髂总动脉至骶髂关节的前方附近分为_____和_____。

15. 股动脉是_____的延续，它的主要分支为_____。

四、问答题

1. 简述腹主动脉成对及不成对分支的名称及其分布范围。

2. 简述分布于胃的动脉的名称、来源及其分布范围。

3. 简述肠系膜上、下动脉分支的名称及其分布范围。

4. 简述营养结肠的动脉的名称及其来源。

5. 简述营养直肠的动脉的名称及其来源。

6. 试述腹腔干的分支名称及其分布范围。

静　脉

一、名词解释

1. 危险三角　2. 静脉角

二、选择题

A 型题（只有一个正确选项）

1. 下列对静脉的描述，正确的是（　　）。

　　A. 均有动脉伴行　　　　　　B. 体循环静脉分浅、深两类

　　C. 皆有静脉瓣　　　　　　　D. 壁较动脉厚

　　E. 是运送血液离心的血管

2. 下列选项中缺乏静脉瓣的是（　　）。

　　A. 头静脉　　　　　　　　B. 面静脉　　　　　　　　C. 贵要静脉

　　D. 大隐静脉　　　　　　　E. 小隐静脉

3. 下列对面静脉的描述，正确的是（　　）。

　　A. 起于内眦静脉，伴行于面动脉前方

　　B. 直接与海绵窦相通

　　C. 与上颌静脉、舌静脉合成下颌后静脉

　　D. 注入颈外静脉

　　E. 在口角平面以上通常无静脉瓣

4. 下列对颈外静脉的描述，正确的是（　　）。

　　A. 由颞浅静脉和上颌静脉合成

　　B. 与颈外动脉伴行

　　C. 沿胸锁乳突肌深面下行

　　D. 有瓣膜，能防止血液逆流

　　E. 注入锁骨下静脉或静脉角

5. 下列对颈内静脉的描述，正确的是（　　）。

A．是直窦的直接延续

B．在颈动脉鞘内位于颈内动脉内侧

C．管壁附着于颈动脉鞘，管腔常处于开放状态

D．与头臂静脉合成上腔静脉

E．与头臂静脉汇合处的夹角称静脉角

6. 静脉角的形成包括(　　)。

　　A．左、右头臂静脉　　　　B．颈内静脉和颈外静脉

　　C．颈外静脉和锁骨下静脉　　D．锁骨下静脉和颈内静脉

　　E．头臂静脉和锁骨下静脉

7. 行经三角肌与胸大肌间沟的静脉是(　　)。

　　A．锁骨下静脉　　　　　　B．贵要静脉　　　　　　C．肱静脉

　　D．头静脉　　　　　　　　E．腋静脉

8. 下列对头静脉的描述，正确的是(　　)。

　　A．起自手背静脉网尺侧　　B．在肘窝处位于深筋膜深面

　　C．沿肱二头肌内侧沟上行　　D．延续为肱静脉

　　E．在肘窝处通过肘正中静脉与贵要静脉交通

9. 下列对贵要静脉的描述，正确的是(　　)。

　　A．起于手背静脉网桡侧　　B．汇入头静脉并延续为腋静脉

　　C．注入肱静脉或腋静脉　　　D．行于三角肌与胸大肌间沟内

　　E．无上述情况

10. 下列对肘正中静脉的描述，正确的是(　　)。

　　A．为上肢的深静脉　　　　B．位于肘窝处　　　　　C．起自手背静脉网

　　D．注入肱静脉　　　　　　E．注入腋静脉

11. 下列对上腔静脉的描述，正确的是(　　)。

　　A．左、右各一

　　B．注入右心房

　　C．由头静脉和腋静脉汇合而成

　　D．由颈内静脉和锁骨下静脉汇合成

　　E．注入左心房

12. 奇静脉起于(　　)。

　　A．左腰升静脉　　　　　　B．附脐静脉　　　　　　C．半奇静脉

　　D．右腰升静脉　　　　　　E．肋间后静脉

13. 下列对小隐静脉的描述，正确的是(　　)。

　　A．起自足背静脉弓的内侧缘

　　B．经外踝后方

　　C．沿小腿内侧上行

　　D．注入股静脉

　　E．经内踝后方

14. 下列对大隐静脉的描述，正确的是(　　)。

  A. 起于足背静脉弓的外侧 B. 行于内踝前方   C. 末端没有属支

  D. 注入股深静脉   E. 有 6 条属支

15. 左睾丸静脉一般注入(　　)。

  A. 下腔静脉   B. 肠系膜下静脉   C. 左肾静脉

  D. 脾静脉   E. 右肾静脉

16. 下列关于肾静脉的描述，正确的是(　　)。

  A. 右肾静脉较长

  B. 注入肝门静脉

  C. 左肾静脉收纳左睾丸静脉

  D. 经肾动脉后方横行注入下腔静脉

  E. 只收集肾的静脉血

17. 下腔静脉的直接属支是(　　)。

  A. 肝门静脉   B. 肝静脉   C. 脾静脉

  D. 胃左静脉   E. 胃右静脉

18. 下列关于下腔静脉的描述，正确的是(　　)。

  A. 由左、右髂内静脉合成 B. 直接收纳肝门静脉血

  C. 沿腹主动脉左侧上行 D. 注入右心房

  E. 由左、右髂外静脉合成

19. 肝门静脉(　　)。

  A. 多由肠系膜上、下静脉合成

  B. 多由肠系膜上静脉和脾静脉合成

  C. 多由肠系膜下静脉和脾静脉合成

  D. 收纳腹腔全部器官的静脉血

  E. 与胆囊管、肝总动脉伴行于肝十二指肠韧带内

20. 下列静脉中属肝门静脉系的是(　　)。

  A. 肝静脉   B. 肾静脉   C. 肠系膜下静脉

  D. 卵巢静脉   E. 直肠下静脉

X 型题（有两个或两个以上的正确选项）

21. 下列对静脉的描述，正确的是(　　)。

  A. 内含静脉血   B. 分布到全身各处 C. 与动脉伴行

  D. 总容积超过动脉   E. 体循环的静脉多有瓣膜

22. 下列属于浅静脉的是(　　)。

  A. 颈内静脉   B. 颈外静脉   C. 头静脉

  D. 大隐静脉   E. 贵要静脉

23. 下列对面静脉的描述，正确的是(　　)。

  A. 起自内眦静脉   B. 在面动脉的后方下行 C. 注入颈外静脉

  D. 缺乏静脉瓣   E. 直接与颅内海绵窦相通

24. 颈外静脉由下列哪些静脉合成？(　　)

  A. 下颌后静脉的后支 B. 颈前静脉   C. 耳后静脉

　　　　D. 枕静脉　　　　　　　　　E. 下颌后静脉的前支
25. 下列对头静脉的描述，正确的是(　　)。
　　　　A. 起于手背静脉网桡侧
　　　　B. 无静脉瓣
　　　　C. 行于胸大肌与三角肌间沟
　　　　D. 与动脉伴行
　　　　E. 注入腋静脉或锁骨下静脉
26. 下列对奇静脉的描述，正确的是(　　)。
　　　　A. 起于左腰升静脉　　　　B. 起于右腰升静脉　　　　C. 注入右心房
　　　　D. 注入上腔静脉　　　　　E. 收集左侧肋间后静脉、食管静脉的血液
27. 大隐静脉的属支有(　　)。
　　　　A. 腹壁下静脉　　　　　　B. 腹壁浅静脉　　　　　　C. 阴部外静脉
　　　　D. 旋髂浅静脉　　　　　　E. 股内侧浅静脉
28. 下列对下腔静脉的描述，正确的是(　　)。
　　　　A. 由左、右髂总静脉汇合而成
　　　　B. 伴腹主动脉右侧上行
　　　　C. 有肝静脉注入
　　　　D. 有肝门静脉注入
　　　　E. 注入右心房
29. 下腔静脉直接收纳的静脉有(　　)。
　　　　A. 肝静脉　　　　　　　　B. 肾静脉　　　　　　　　C. 胃左静脉
　　　　D. 右睾丸静脉　　　　　　E. 脾静脉
30. 肝门静脉系的属支有(　　)。
　　　　A. 肠系膜上静脉　　　　　B. 肝静脉　　　　　　　　C. 胃左静脉
　　　　D. 脾静脉　　　　　　　　E. 胆囊静脉

三、填空题

1. 静脉始于_____，止于_____。
2. 面静脉注入_____，颈外静脉注入_____。
3. 颈外静脉由下颌后静脉的后支与_____和_____在下颌角处汇合而成。
4. 上肢的浅静脉于肱二头肌外侧上行的是_____，于肱二头肌内侧上行的是_____。
5. 头静脉起自手背静脉网的_____侧，注入_____。
6. 贵要静脉起自手背静脉网的_____侧，注入_____。
7. 肘正中静脉在肘窝处连接_____和_____。
8. 奇静脉勾绕_____上方，注入_____。
9. 上腔静脉由_____和_____汇合而成。
10. 上腔静脉注入_____，在注入之前有_____静脉注入。
11. 静脉角是_____和_____汇合处的夹角。

12. 小隐静脉起自_____，最后注入_____。

13. 大隐静脉起自_____，经内踝前方上行，注入_____。

14. 大隐静脉有股内侧浅静脉、股外侧浅静脉、_____、_____及旋髂浅静脉五条属支。

15. 下腔静脉由两条_____静脉合成，穿_____到胸腔入右心房。

16. 肝门静脉由_____和_____合成。

17. 肝门静脉与上、下腔静脉之间的吻合丛有_____和_____、_____。

四、问答题

1. 列出全身浅静脉的名称及其注入部位。

2. 试述肝门静脉的组成、特点、属支及其与上、下腔静脉的吻合部位。

3. 在手背静脉网注射青霉素治疗阑尾炎，问药物需经过哪些途径到达阑尾？

4. 口服药物后，药物经哪些途径随尿液排出体外？

参考答案

总论、心

一、名词解释

1. **体循环**：富含氧和营养物质的动脉血由左心室射入主动脉，再经主动脉及各级分支到达全身的毛细血管，血液在此过程中与周围组织和细胞进行物质交换，再通过各级静脉属支，最后到达上、下腔静脉及冠状窦注入右心房。这一循环途径称为体循环（大循环）。其主要特点是路程长，流经范围广，以动脉血滋养全身，将代谢产物和二氧化碳运回心脏。

2. **肺循环**：富含二氧化碳的静脉血由右心室射入肺动脉，经肺动脉干及其分支，到达肺泡毛细血管进行气体交换，排出二氧化碳，吸进氧气，将富含氧的动脉血经肺静脉注入左心房，这一循环途径称为肺循环（小循环）。其主要特点是路程短，只通过肺，主要使静脉血转变为富含氧的动脉血。

3. **卵圆窝**：右心房内，房间隔右侧面中下部有一卵圆形的凹陷，称为卵圆窝，为胎儿时期卵圆孔闭合后的遗迹，此处薄弱，是房间隔缺损的好发部位。

4. **心包腔**：包裹心的浆膜性心包分为脏、壁两层，脏、壁两层之间潜在的腔隙称心包腔，内含少量的滑液，起润滑作用。

二、选择题

A 型题

1. D 2. C 3. E 4. D 5. A 6. C 7. C 8. B 9. D 10. B 11. D 12. D 13. D 14. A 15. B 16. D 17. A 18. E 19. D 20. A 21. C 22. B

X 型题

23. ABDE 24. AE 25. BCDE 26. ACE 27. ABCE 28. ACDE 29. BC 30. BCE 31. ABC 32. BDE 33. ACE 34. ABDE 35. ABCE 36. ABCDE 37. ABCD 38. ABC

三、填空题

1. 动脉　静脉　2. 淋巴管道　淋巴器官　3. 右心室　左心房　4. 左心室　右心房　5. 左心室　主动脉　6. 右心室　肺动脉　7. 中　2/3　8. 左　五　9. 前室间沟　后室间沟　10. 界沟　界嵴　11. 三尖　二尖　12. 主动脉口　主动脉　13. 房间　室间　14. 前室间支　旋支　15. 纤维　浆膜

四、问答题

1.

心腔名称	入口	出口
右心房	上腔静脉口，下腔静脉口，冠状窦口	右房室口（三尖瓣）
右心室	右房室口（三尖瓣）	肺动脉口（肺动脉瓣）
左心房	肺静脉口	左房室口（二尖瓣）
左心室	左房室口（二尖瓣）	主动脉口（主动脉瓣）

2. 心传导系包括窦房结，结间束，房室结，房室束，左、右束支和浦肯野纤维。

头颈部、上肢及胸部动脉

一、名词解释

1. 动脉韧带：为肺动脉干分叉处稍左侧连于主动脉弓下缘的纤维组织索，是胚胎时期动脉导管闭锁后的遗迹。

2. 颈动脉窦：是颈总动脉末端和颈内动脉起始部膨大的部分，壁内有压力感受器。

3. 颈动脉小球：是借结缔组织连于颈动脉分叉后方的一个扁椭圆形小体，为化学感受器。

二、选择题

A 型题

1. D　2. D　3. D　4. A　5. C　6. C　7. A　8. D　9. A　10. D　11. B　12. C　13. A　14. A　15. B　16. D　17. A

X 型题

18. BE　19. AB　20. ABD　21. AC　22. BD　23. ABC　24. ABCDE　25. BCE　26. ABCE　27. ACD

三、填空题

1. 头臂干　左锁骨下动脉　2. 左冠状动脉　右冠状动脉　3. 右锁骨下动脉　右颈总动脉　4. 压力　化学　5. 颈外动脉　甲状颈干　6. 颞浅动脉　上颌动脉　7. 斜角肌　腋动脉　8. 甲状腺下动脉　肩胛上动脉　9. 锁骨下动脉　枕骨大孔　10. 主动脉弓　头臂干　11. 颈外动脉　颈内动脉　12. 尺动脉　桡动脉　13. 桡动脉　尺动脉　14. 肋间后动脉　膈上动脉　15. 压力感受器　主动脉小球　16. 胸主动脉　腹主动脉

四、问答题

名称	压迫部位	止血范围
颈总动脉和颈外动脉	于环状软骨弓的侧方，向后内方压向第 6 颈椎横突前方的颈动脉结节	头面部
面动脉	于下颌骨体表面咬肌前缘处，向下颌骨压迫	面颊部
颞浅动脉	于耳屏前方，向颞骨压迫	颞部、顶部
锁骨下动脉	于锁骨中点上方锁骨上窝处，向后下方第 1 肋骨压迫	一侧上肢
肱动脉	于臂中部，向肱骨压迫	压迫点以下的上肢
桡动脉	于腕上横纹外侧端，向深部压迫	手部
尺动脉	于腕上横纹内侧端，向深部压迫	手部
指掌侧固有动脉	于指根部两侧，向指骨压迫	手指
股动脉	于腹股沟中点，向深部耻骨上支压迫	全下肢
腘动脉	于腘窝中，腘窝加垫、屈膝包扎	小腿和足部
足背动脉	于内、外踝连线的中点，向深部压迫	足部

腹、盆部及下肢动脉

一、名词解释

腹腔干：为一粗短的动脉干，在主动脉裂孔稍下方起自腹主动脉前壁，迅即分为胃左动脉、肝总动脉和脾动脉。

二、选择题

A 型题

1．C 2．A 3．D 4．B 5．A 6．D 7．E 8．D 9．C 10．C 11．B 12．A 13．D 14．B 15．B 16．B 17．C 18．D 19．D

X 型题

20．ACD 21．ABCE 22．ABCDE 23．ABCDE 24．ADE 25．ABE 26．ABCDE 27．AC 28．ABCE 29．BCDE 30．ADE

三、填空题

1．第 4 胸椎体下缘 第 4 腰椎椎体下缘 2．肾上腺中动脉 肾动脉 3．腹腔干 肠系膜上动脉 4．膈下动脉 肾动脉 5．肝固有动脉 胃十二指肠动脉 6．胃左动脉 胃右动脉 7．胃网膜左动脉 胃网膜右动脉 8．肠系膜上动脉 肠系膜下动脉 9．回结肠动脉 肝固有动脉 10．肠系膜下动脉 髂内动脉 11．腹股沟韧带稍下方 股深动脉 12．右结肠动脉 左结肠动脉 13．左结肠动脉 乙状结肠动脉 14．髂外动脉 髂内动脉 15．髂外动脉 股深动脉

四、问答题

1.

名称		分布范围
成对的分支	肾上腺中动脉	肾上腺
	肾动脉	肾
	睾丸动脉	睾丸
	卵巢动脉	卵巢
不成对的分支	腹腔干	食管、胃、十二指肠、肝、胆囊、脾、胰
	肠系膜上动脉	十二指肠、胰、空肠、回肠、盲肠、阑尾、升结肠、横结肠
	肠系膜下动脉	降结肠、乙状结肠、直肠

2.

名称	起点	分布范围
胃左动脉	腹腔干	胃小弯
胃右动脉	肝固有动脉	胃小弯
胃网膜左动脉	脾动脉	胃大弯
胃网膜右动脉	胃十二指肠动脉	胃大弯
胃短动脉	脾动脉	胃底

3.

名称		分布范围
肠系膜上动脉	胰十二指肠上动脉	十二指肠、胰
	空肠动脉	空肠
	回肠动脉	回肠
	回结肠动脉	回肠、阑尾、盲肠
	右结肠动脉	升结肠
	中结肠动脉	横结肠
肠系膜下动脉	左结肠动脉	降结肠
	乙状结肠动脉	乙状结肠
	直肠上动脉	直肠

4.

名称	来源
右结肠动脉	肠系膜上动脉
中结肠动脉	肠系膜上动脉
左结肠动脉	肠系膜下动脉
乙状结肠动脉	肠系膜下动脉

5.

名称	来源
直肠上动脉	肠系膜下动脉
直肠下动脉	髂内动脉

6.

名称		分布范围
腹腔干	脾动脉	脾、胃
	胃左动脉	胃、食管
	肝总动脉	肝、胆囊、胃、十二指肠、胰

静　脉

一、名词解释

1. 危险三角：是鼻根至两侧口角的三角区。由于该区域内的面静脉缺乏静脉瓣，并与颅内的海绵窦交通，如面部感染处理不当，可导致颅内继发感染，故称为危险三角。

2. 静脉角：锁骨下静脉与颈内静脉汇合成头臂静脉，汇合处的夹角称为静脉角。右静脉角是右淋巴导管注入部位，左静脉角是胸导管注入部位。

二、选择题

A 型题

1. B　2. B　3. E　4. E　5. C　6. D　7. D　8. E　9. C　10. B　11. B　12. D　13. B　14. B　15. C　16. C 17. B　18. D　19. B　20. C

X 型题

21. DE　22. BCDE　23. ABD　24. ACD　25. ACE　26. BD　27. BCDE　28. ABCE　29. ABD　30. ACDE

三、填空题

1. 毛细血管　心房　2. 颈内静脉　锁骨下静脉或静脉角　3. 耳后静脉　枕静脉　4. 头静脉　贵要静脉　5. 桡　腋静脉或锁骨下静脉　6. 尺　肱静脉　7. 头静脉　贵要静脉　8. 右肺根　上腔静脉　9. 左头臂静脉　右头臂静脉　10. 右心房　奇　11. 颈内静脉　锁骨下静脉　12. 足背静脉弓外侧　腘静脉　13. 足背静脉弓内侧　股静脉　14. 腹壁浅静脉　阴部外静脉　15. 髂总静脉　腔静脉裂孔　16. 肠系膜上静脉　脾静脉　17. 食管静脉丛　脐周静脉网　直肠静脉丛

四、问答题

1.

浅静脉的名称	注入部位
颈外静脉	锁骨下静脉或静脉角
锁骨下静脉	头臂静脉
头静脉	腋静脉或锁骨下静脉
贵要静脉	肱静脉
胸腹壁前静脉	腋静脉
腹壁浅静脉	大隐静脉
大隐静脉	股静脉
小隐静脉	腘静脉

2. 肝门静脉的组成：脾静脉和肠系膜上静脉。

属支：脾静脉、肠系膜上静脉、肠系膜下静脉、胃左静脉、胃右静脉、胆囊静脉、附脐静脉。

与上、下腔静脉的吻合部位：食管静脉丛、直肠静脉丛、脐周静脉丛、脊柱静脉丛。

3. 手背静脉网→贵要静脉→肱静脉

手背静脉网→头静脉→腋静脉→锁骨下静脉→头臂静脉→上腔静脉→右心房→右心室→肺动脉及其分支→肺泡毛细血管→肺静脉及其属支→左心房→左心室→升主动脉→主动脉弓→胸主动脉→腹主动脉→肠系膜上动脉→回结肠动脉→阑尾动脉。

4. 口腔→咽→食管→胃→十二指肠→空肠黏膜→空肠毛细血管→空肠静脉→肠系膜上静脉→门静脉→肝→肝血窦→肝静脉→下腔静脉→右心房→右心室→肺动脉及其分支→肺泡毛细血管→肺静脉及其属支→左心房→左心室→升主动脉→主动脉弓→胸主动脉→腹主动脉→肾动脉→肾毛细血管球→肾锥体→肾乳头→肾小盏→肾大盏→肾盂→输尿管→膀胱→尿道→体外。

（王艳秋　刘　龚）

第二章　淋巴系统

【目的要求】

1. 掌握淋巴系统的组成。

2. 掌握全身淋巴干的名称及收纳范围。

3. 掌握右淋巴导管和胸导管的组成、行径、注入及其引流范围。

4. 熟悉脾的形态和位置。

5. 熟悉局部淋巴结的概念。

6. 熟悉腋淋巴结分群、各群的位置和收纳范围。

7. 了解腹股沟浅、深淋巴结的分布和收纳范围。

【标本教具】

1. 完整大体标本。

2. 淋巴系统模型。

3. 淋巴管、淋巴结及胸导管模型。

【学习难点】

1. 全身淋巴干的名称及收纳范围。

2. 右淋巴导管和胸导管的组成、行径、注入及其引流范围。

【学习内容】

全身淋巴干的名称、汇入部位及收纳范围（五区九干两导管）：

名称（九干）	汇入部位（两导管）	收纳范围（五区）
右颈干	右淋巴导管	头颈部
左颈干	胸导管	
右锁骨下干	右淋巴导管	上肢及胸壁浅层
左锁骨下干	胸导管	
右支气管纵隔干	右淋巴导管	胸腔内器官及胸壁深层
左支气管纵隔干	胸导管	
左、右腰干	胸导管	腹壁、腹腔内成对器官、盆腔及下肢
肠干	胸导管	腹腔内不成对器官

测试题

一、名词解释

1. 局部淋巴结　2. 乳糜池

二、选择题

A 型题（只有一个正确选项）

1. 淋巴系统(　　)。

　　A. 由淋巴结和淋巴管组成

　　B. 由淋巴管、淋巴干和淋巴导管组成

　　C. 由淋巴管道、淋巴器官和淋巴组织组成

　　D. 由淋巴管、脾组成

　　E. 是动脉的辅助系统

2. 下列关于淋巴管的描述，正确的是(　　)。

　　A. 由毛细淋巴管汇集而成　　B. 管腔无瓣膜　　　　　C. 无浅、深之分

　　D. 最后注入同名静脉　　　　E. 浅、深淋巴管之间无交通

3. 下列关于淋巴结的描述，正确的是(　　)。

　　A. 常单一分布　　　　　　　B. 与淋巴管不相连

　　C. 凹侧有淋巴结门　　　　　D. 门处有输入淋巴管

　　E. 无浅、深之分

4. 右淋巴导管收集(　　)。

　　A. 右半身的淋巴　　　　　　B. 右侧上半身的淋巴

　　C. 右下半身的淋巴　　　　　D. 下半身加右上半身

　　E. 左侧上半身的淋巴

5. 下列关于乳糜池的描述，正确的是(　　)。

　　A. 通常位于第 2~3 腰椎前方

　　B. 多为胸导管起始部的膨大

　　C. 由左、右腰干和左、右肠干合成

　　D. 由左、右肠干和一条腰干合成

　　E. 无上述情况

6. 下列关于右淋巴导管的描述，正确的是(　　)。

　　A. 由右腰干和右肠干汇合而成

　　B. 穿膈脚入胸腔

　　C. 接收右锁骨下干，右颈干及左、右支气管纵隔干的注入

　　D. 收纳身体右侧半的淋巴

　　E. 注入右静脉角

7. 胸导管注入(　　)。

　　A. 左静脉角　　　　　　　　B. 右静脉角　　　　　　　C. 乳糜池

　　D. 右颈干　　　　　　　　　E. 左颈干

8. 右淋巴导管注入(　　)。

　　A. 左静脉角　　　　　　　　B. 右静脉角　　　　　　　C. 乳糜池

　　D. 右颈干　　　　　　　　　E. 左颈干

9. 肠干注入(　　)。

A. 左静脉角	B. 右静脉角	C. 乳糜池
D. 右颈干	E. 左颈干	

10. 汇入胸导管的是(　　)。

A. 左静脉角	B. 右静脉角	C. 右支气管纵隔干
D. 右颈干	E. 左颈干	

11. 颈外侧深淋巴结(　　)。

A. 主要沿颈内静脉排列	B. 大部分沿颈外静脉排列
C. 大部沿锁骨下动脉排列	D. 主要沿腋静脉排列
E. 主要沿头臂静脉排列	

12. 锁骨上淋巴结(　　)。

A. 沿锁骨下静脉排列	B. 沿颈横血管排列
C. 沿头静脉排列	D. 沿锁骨下动脉和臂丛排列
E. 无上述情况	

13. 被称为 Virchow 淋巴结的是(　　)。

A. 右锁骨上淋巴结	B. 左锁骨上淋巴结	C. 斜角肌淋巴结
D. 左斜角肌淋巴结	E. 中斜角肌淋巴结	

14. 腋窝中央淋巴结位于(　　)。

A. 腋静脉周围	B. 腋窝后壁
C. 胸外侧血管周围	D. 前锯肌表面
E. 腋窝中央脂肪组织内	

15. 乳房外侧和中央部的淋巴注入腋窝的(　　)。

A. 胸肌淋巴结	B. 外侧淋巴结	C. 肩胛下淋巴结
D. 中央淋巴结	E. 尖淋巴结	

16. 沿腋静脉近端排列的淋巴结是(　　)。

A. 锁骨上淋巴结	B. 尖淋巴结	C. 外侧淋巴结
D. 胸肌淋巴结	E. 中央淋巴结	

17. 一名病人发现乳房包块半年,包块表面皮肤呈橘皮样改变,检查发现包块位于乳房外侧部,固定,后诊断为乳腺癌。如癌通过淋巴管转移,首先可转移的部位是(　　)。

A. 外侧淋巴结	B. 中央淋巴结	C. 胸肌淋巴结
D. 肩胛下淋巴结	E. 胸骨旁淋巴结	

18. 下列关于脾的描述,正确的是(　　)。

A. 位于腹上区和左季肋区	B. 长轴与第 10 肋一致
C. 脏面后方与胃、胰尾相邻	D. 前缘下部有脾切迹
E. 为重要淋巴器官,其实质内有丰富的淋巴管	

X 型题(有两个或两个以上的正确选项)

19. 淋巴器官有(　　)。

A. 淋巴结	B. 胸腺	C. 扁桃体
D. 脾	E. 淋巴组织	

20. 下列关于淋巴管的描述，正确的是（　　）。
    A. 内有瓣膜　　　　　　　　　B. 有浅、深之分
    C. 有广泛的吻合　　　　　　　D. 借毛细淋巴管连于毛细血管网
    E. 沿途穿经一个或多个淋巴结

21. 下列关于淋巴干的描述，正确的是（　　）。
    A. 尖淋巴结的输出管汇成锁骨下干
    B. 腰淋巴结的输出管汇合成左、右腰干
    C. 全身共有七条淋巴干
    D. 左、右颈干汇入右淋巴导管
    E. 左支气管纵隔干汇入胸导管

22. 下列关于乳糜池的描述，正确的是（　　）。
    A. 位于第 1 腰椎体前方　　　B. 由左、右肠干合成
    C. 由左、右腰干和肠干合成　D. 为胸导管末端的膨大
    E. 为胸导管起始部的膨大

23. 下列关于胸导管的描述，正确的是（　　）。
    A. 由左、右腰干和肠干汇合而成
    B. 穿主动脉裂孔上行
    C. 注入左静脉角
    D. 收纳下半身和右上半身的淋巴
    E. 注入右静脉角

24. 注入右淋巴导管的淋巴干为（　　）。
    A. 左颈干　　　　　　　　　B. 右颈干
    C. 左支气管纵隔干　　　　　D. 右支气管纵隔干
    E. 右锁骨下干

25. 腋淋巴结有（　　）。
    A. 胸肌淋巴结　　　　　B. 外侧淋巴结　　　　　C. 尖淋巴结
    D. 中央淋巴结　　　　　E. 肩胛下淋巴结

26. 下列关于乳房淋巴引流的描述，正确的是（　　）。
    A. 乳房上部的淋巴管注入中央群淋巴结
    B. 乳房外侧部淋巴管注入胸肌淋巴结
    C. 乳房内侧的淋巴管注入胸骨旁淋巴结
    D. 乳房下部的淋巴管注入腹股沟淋巴结
    E. 乳房深部的淋巴管注入肩胛下淋巴结

27. 下列关于脾的叙述，正确的是（　　）。
    A. 参与消化
    B. 后缘较锐，有 2~3 个脾切迹
    C. 位于胃底与膈之间，质软而脆
    D. 正常在左肋弓下不能触及
    E. 脾静脉注入肝门静脉

三、填空题

1. 淋巴系统由＿＿＿＿＿＿＿＿＿＿＿、淋巴组织和＿＿＿＿＿＿＿＿＿＿＿组成。
2. 与淋巴结凸侧相连的淋巴管叫＿＿＿＿＿＿＿，与凹侧相连的叫＿＿＿＿＿＿＿。
3. 两条淋巴导管分别叫＿＿＿＿＿＿＿＿＿和＿＿＿＿＿＿＿＿＿＿。
4. 胸导管起于＿＿＿＿＿＿＿＿＿＿＿，注入＿＿＿＿＿＿＿＿＿＿。
5. 在胸腔内，胸导管沿脊柱右前方在＿＿＿＿＿＿＿＿＿和＿＿＿＿＿＿＿＿之间上行。
6. 乳糜池由＿＿＿＿＿＿＿＿＿和＿＿＿＿＿＿＿＿＿＿＿＿合成。
7. 右淋巴导管引流右颈干、右锁骨下干和＿＿＿＿＿＿＿＿，注入＿＿＿＿＿＿＿＿＿。
8. 胸肌淋巴结沿＿＿＿＿＿＿＿＿＿排列，肩胛下淋巴结沿＿＿＿＿＿＿＿＿＿＿＿排列。
9. 外侧淋巴结沿＿＿＿＿＿＿＿＿＿排列，胸骨旁淋巴结沿＿＿＿＿＿＿＿＿＿排列。
10. 支气管肺淋巴结位于＿＿＿＿＿＿＿＿＿＿＿处，又称＿＿＿＿＿＿＿＿＿＿。
11. 腹股沟浅淋巴结上群与＿＿＿＿＿＿＿＿平行排列，下群沿＿＿＿＿＿＿＿＿＿＿末端分布。
12. 乳房外侧部和中央部的淋巴管注入＿＿＿＿＿＿＿，内侧部的淋巴管注入＿＿＿＿＿＿。
13. 乳房上部的淋巴管注入＿＿＿＿＿＿＿＿＿和＿＿＿＿＿＿＿＿＿＿。
14. 脾位于＿＿＿＿＿＿＿＿＿＿深部，其长轴与＿＿＿＿＿＿＿＿＿＿一致。
15. 脾的脏面凹陷，有＿＿＿＿＿＿＿＿＿＿，上缘有＿＿＿＿＿＿＿＿＿。

四、问答题

1. 简述全身淋巴干的名称、收纳范围及汇入哪些淋巴导管。
2. 简述腋淋巴结各群的名称及其收纳范围。
3. 简述乳房的淋巴回流。

参考答案

一、名词解释

1. 局部淋巴结：引流某一器官或部位淋巴的第一级淋巴结称局部淋巴结，临床通常称为哨位淋巴结。

2. 乳糜池：胸导管起始部的囊状膨大称为乳糜池，由左、右腰干和肠干汇合而成，位于第1腰椎椎体的前方。

二、选择题

A 型题

1. C　2. A　3. C　4. B　5. B　6. E　7. A　8. B　9. C　10. E　11. A　12. D　13. B　14. E　15. A　16. B　17. C　18. B

X 型题

19. ABCD　20. ABCE　21. ABE　22. ACE　23. BC　24. BDE　25. ABCDE　26. BC　27. CDE

三、填空题

1. 淋巴管道　淋巴器官　2. 输入淋巴管　输出淋巴管　3. 胸导管　右淋巴导管　4. 乳糜池　左静脉角　5. 奇静脉　胸主动脉　6. 左、右腰干　肠干　7. 右支气管纵隔干　右静脉角　8. 胸外侧动、静脉　肩胛下动、静脉　9. 腋动、静脉　胸廓内动、静脉　10. 肺门　肺门淋巴结　11. 腹股沟韧带　大隐静脉　12. 胸肌淋巴结　胸骨旁淋巴结　13. 锁骨上淋巴结　尖淋巴结　14. 左季肋区　第10肋　15. 脾门　脾切迹

四、问答题

1.

名称（九干）	汇入部位（两导管）	收纳范围（五区）
右颈干	右淋巴导管	头颈部
左颈干	胸导管	
右锁骨下干	右淋巴导管	上肢及胸壁浅层
左锁骨下干	胸导管	
右支气管纵隔干	右淋巴导管	胸腔内器官及胸壁深层
左支气管纵隔干	胸导管	
左、右腰干	胸导管	腹壁、腹腔内成对器官、盆腔及下肢
肠干	胸导管	腹腔内不成对器官

2.

名称	收纳范围
外侧淋巴结（外侧群）	上肢浅、深淋巴管的淋巴
胸肌淋巴结（前群）	胸、腹外侧壁，乳房外侧和中央部的淋巴管
肩胛下淋巴结（后群）	项背部和肩胛的淋巴管
中央淋巴结（中央群）	接受外侧群、前群、后群淋巴结的输出管
尖淋巴结（尖群）	中央淋巴结输出管和乳房上部的淋巴管

3.

范围	回流淋巴结
乳房外侧部和中央部	胸肌淋巴结（前群）
乳房上部	尖淋巴结、锁骨上淋巴结
乳房内侧部	胸骨旁淋巴结
乳房内下部	膈上淋巴结
乳房深部	胸肌淋巴结、尖淋巴结

（王艳秋　夏　芫）

第四篇　感觉器

【目的要求】

1. 熟悉感受器的概念、分类。

2. 了解感受器的功能。

【学习难点】

感受器的功能。

【学习内容】

1. 感觉器、感受器的概念。

2. 感受器的功能和分类。

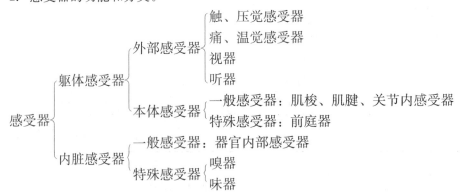

第一章　视　器

【目的要求】

1. 掌握眼球壁的层次，各部的形态结构和功能。

2. 掌握眼球内容物的名称和功能。

3. 掌握房水的产生、循环途径及功能。

4. 熟悉结膜的形态及分部。

5. 熟悉泪器的组成、功能。

6. 熟悉运动眼球和眼睑的肌肉的名称和作用。

7. 了解眼睑的形态结构，眶脂体和眶筋膜，眼的动脉、静脉和神经。

【标本教具】

1. 新鲜的牛眼。

2. 眼外肌标本。

3. 眼球放大模型、挂图。

4. 眼外肌放大模型。

【学习难点】

1. 眼球壁各层的分部，各部的形态结构。

2. 眼球内容物的名称和功能。

3. 运动眼球和眼睑的肌肉名称、位置及其作用。

【学习内容】

一、眼球

1. 眼球的组成：

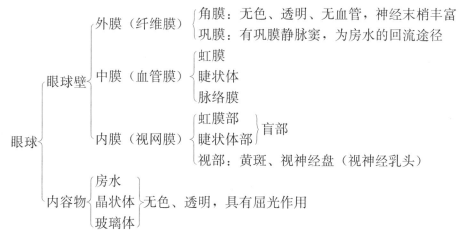

2. 眼肌的名称、作用、神经支配：

$$
眼外肌 \begin{cases} 上直肌——上内视——动眼神经 \\ 下直肌——下内视——动眼神经 \\ 内直肌——内视——动眼神经 \\ 外直肌——外视——展神经 \\ 下斜肌——上外视——动眼神经 \\ 上斜肌——下外视——滑车神经 \end{cases}
$$

$$
眼内肌 \begin{cases} 瞳孔括约肌——缩瞳——动眼神经 \\ 瞳孔开大肌——扩瞳——交感神经 \\ 睫状肌——调视——动眼神经 \end{cases}
$$

$$
眼睑肌 \begin{cases} 眼轮匝肌——闭眼——面神经 \\ 上睑提肌——睁眼——动眼神经 \\ Müller 肌——开大睑裂——颈交感神经 \end{cases}
$$

3. 房水的产生及循环过程：

睫状突（产生房水）→ 眼后房→ 瞳孔 → 眼前房 → 虹膜角膜角（前房角）→ 巩膜静脉窦 → 睫状体前静脉 → 眼静脉

4. 调节视近物和视远物的结构和作用：

结构名称	视近物	视远物
睫状肌	收缩	舒张
睫状小带	舒张	收缩
晶状体	变厚	变薄
眼压	增高	降低

二、眼副器

1. 眼睑的层次结构（浅→深）：皮肤、浅筋膜、眼轮匝肌、睑板、睑结膜。

2. 结膜：睑结膜、球结膜、结膜穹窿。

3. 泪器：泪腺、泪小管、泪囊、鼻泪管。

4. 眼外肌：提上睑肌、上直肌、下直肌、内直肌、外直肌、上斜肌、下斜肌。

5. 眼的血管和神经：

1）动脉：视网膜中央动脉、睫后短动脉、睫后长动脉、泪腺动脉。

2）静脉：视网膜中央静脉、眼上静脉、眼下静脉。

3）神经：视神经、动眼神经、滑车神经、三叉神经、展神经、面神经。

测试题

一、名词解释

1. 巩膜静脉窦　　2. 视神经盘　　3. 结膜　　4. 黄斑　　5. 瞳孔

二、选择题

A 型题（只有一个正确选项）

1. 视轴是（　　）。

   A. 眼球前后极的连线

   B. 眼表面前、后极相等的各点连线

   C. 经瞳孔中央至视网膜黄斑中央凹的连线

   D. 眼球前极与视神经盘中点的连线

   E. 眼球前极与视神经盘和黄斑间连线中点的连线

2. 下列关于视网膜的描述，正确的是（　　）。

   A. 色素层与神经层不易分离

   B. 视网膜脱离是在视网膜与脉络膜两层之间

   C. 睫状体部和虹膜部也有感光作用

   D. 神经层由 3 层神经细胞组成，都有感光作用

   E. 以上都不是

3. 下列关于视神经盘的描述，正确的是（　　）。

A. 位于眼球后极　　　　　　　　B. 视网膜中央动脉在此穿过

C. 对光线特别敏感　　　　　　　D. 此处由 3 层神经细胞组成

E. 由视锥、视杆细胞的突起汇集而成

4. 下列关于虹膜的描述，正确的是（　　　　）。

　　A. 呈矢状位的圆盘形薄膜

　　B. 虹膜游离缘肥厚围成瞳孔

　　C. 虹膜将眼房分为较小的前房和较大的后房

　　D. 虹膜与巩膜交界处构成虹膜角膜角（前房角）

　　E. 虹膜内的环行肌称瞳孔开大肌

5. 下列对眼睑各层次特点的描述，正确的是（　　　　）。

　　A. 皮肤薄　　　　　　　　　　B. 皮下组织紧密

　　C. 睑板为圆形致密结构　　　　D. 肌层开大眼裂

　　E. 睑结膜与睑板结合多疏松

6. 下列关于泪腺的描述，正确的是（　　　　）。

　　A. 位于眶上壁内侧部的泪腺窝内

　　B. 泪腺的分泌液中有溶菌酶

　　C. 有 10~20 条排泄管开口于结膜上穹的内侧部

　　D. 一般情况多见泪液自睑裂流出

　　E. 以上都不是

7. 下列关于结膜的描述，正确的是（　　　　）。

　　A. 为透明不含血管的黏膜　　　B. 睑结膜与睑板结合疏松

　　C. 球结膜为覆盖于眼球前面的部分　D. 结膜下穹较上穹为深

　　E. 结膜囊为一密闭的囊

8. 下列关于黄斑的描述，正确的是（　　　　）。

　　A. 位于视神经盘鼻侧 3.5 mm　　B. 其中央凹陷称中央凹

　　C. 中央凹血管丰富，感光最敏锐　D. 中央凹由密集的视杆细胞构成

　　E. 中央凹有视网膜中央动脉穿过

9. 下列关于眼房的描述，正确的是（　　　　）。

　　A. 位于角膜和虹膜之间　　　　B. 位于角膜和视网膜之间

　　C. 位于角膜和玻璃体之间　　　D. 位于角膜、晶状体和睫状体之间

　　E. 位于虹膜和晶状体之间

10. 下列有关玻璃体的叙述，错误的是（　　　　）。

　　A. 为无色透明的胶状物质　　　B. 位于晶状体和视网膜之间

　　C. 表面覆盖有玻璃体膜　　　　D. 邻近视神经盘处的凹陷称玻璃体凹

　　E. 对视网膜起支撑作用

11. 能使眼球向下外方转的肌是（　　　　）。

　　A. 上直肌　　　　　　　　　　B. 下直肌

　　C. 外直肌　　　　　　　　　　D. 下斜肌

　　E. 上斜肌

12. 上直肌的作用是（　　　）。
    A. 使眼球向上外转　　　　　　　　B. 使眼球向上内转
    C. 使眼球向内下转　　　　　　　　D. 使眼球向外下转
    E. 使眼球转向正上方

13. 下列关于角膜的说法，错误的是（　　　）。
    A. 占眼球外膜的前 2/3　　　　　　B. 无色透明
    C. 后缘接巩膜　　　　　　　　　　D. 无血管，但神经末梢丰富
    E. 富有弹性，外凸内凹

14. 下列属于眼球外膜的结构有（　　　）。
    A. 虹膜、角膜　　　　　　　　　　B. 巩膜、脉络膜
    C. 结膜、巩膜　　　　　　　　　　D. 巩膜、角膜
    E. 结膜、角膜

15. 下列有关房水循环的描述，错误的是（　　　）。
    A. 房水由睫状体产生
    B. 由眼后房经瞳孔流至眼前房
    C. 经虹膜角膜角渗透进入巩膜静脉窦
    D. 有维持眼压的作用
    E. 无折光作用

16. 眼眶结构的一般感觉神经来自（　　　）。
    A. 三叉神经　　　　　　　　B. 动眼神经　　　　　　　　C. 滑车神经
    D. 展神经　　　　　　　　　E. 面神经

X 型题（有两个或两个以上的正确选项）

17. 下列关于视器的描述，正确的是（　　　）。
    A. 由眼球和眼副器两部分组成
    B. 眼球为视器的主要部分，位于眶内
    C. 眼球后方借动眼神经连于间脑
    D. 眼副器包括眼睑、结膜、眼外肌和眼的血管
    E. 眼球内分布有外感受器

18. 下列关于黄斑的描述，正确的是（　　　）。
    A. 活体呈褐色
    B. 位于视神经盘颞侧约 3.5 mm 稍偏下方处
    C. 其中央凹陷称中央凹
    D. 中央凹由密集的视锥细胞构成
    E. 中央凹处感光最敏锐

19. 眼球壁包括（　　　）。
    A. 纤维膜　　　　　　　　　　B. 结膜
    C. 血管膜　　　　　　　　　　D. Tenon 囊
    E. 视网膜

20. 泪道包括（　　　）。

A. 泪小管   B. 泪腺

C. 泪囊   D. 鼻泪管

E. 泪点

21. 角膜的营养物质来自（　　）。

    A. 角膜周围的毛细血管   B. 前房水

    C. 泪液   D. 脉络膜内的血管

    E. 视网膜的血管

22. 眼球中膜包括（　　）。

    A. 角膜   B. 虹膜

    C. 睫状体   D. 视网膜视部

    E. 脉络膜

23. 眼球内容物包括（　　）。

    A. 房水   B. 视网膜

    C. 血管膜   D. 晶状体

    E. 玻璃体

24. 下列结构具有折光作用的是（　　）。

    A. cornea   B. iris

    C. aqueous humor   D. lens

    E. ciliary body

25. 结膜包括（　　）。

    A. 睑结膜   B. 球结膜

    C. 结膜穹窿   D. 角结膜

    E. 巩结膜

26. 下列关于晶状体的描述，正确的是（　　）。

    A. 位于虹膜和玻璃体之间   B. 借睫状小带系于睫状体

    C. 睫状小带松弛时，晶状体变厚   D. 晶状体最外层为晶状体囊

    E. 晶状体实质中央部为晶状体核

三、填空题

1. 眼球外膜的前 1/6 部分称＿＿＿＿＿＿＿＿，后 5/6 部分称＿＿＿＿＿＿＿＿。

2. 眼球壁中膜由前向后分为虹膜、＿＿＿＿＿＿＿＿和＿＿＿＿＿＿＿＿三部分。

3. 眼球的虹膜内具有两种平滑肌，呈环形排列的＿＿＿＿＿＿＿＿，收缩时使瞳孔＿＿＿＿＿＿＿＿。

4. 眼球虹膜内呈放射状排列的平滑肌是＿＿＿＿＿＿＿，收缩时使瞳孔＿＿＿＿＿＿＿。

5. 视网膜盲部是指＿＿＿＿＿＿＿＿、＿＿＿＿＿＿＿＿，它们无感光作用。

6. 黄斑位于视神经盘的颞侧稍下方，其中央凹陷称＿＿＿＿＿＿＿＿。此处由＿＿＿＿＿＿＿＿构成。

7. 眼的屈光装置包括角膜、＿＿＿＿＿＿＿＿、＿＿＿＿＿＿＿＿、玻璃体。

8. 眼睑的结构层次由外向内分别为皮肤、＿＿＿＿＿＿＿＿、肌层、＿＿＿＿＿＿＿＿

和睑结膜五层。

9. 睑板内呈麦穗状分支的腺体称 _____，其导管开口于 _____。

10. 覆盖于眼睑后面的光滑薄膜称 _____，覆盖于眼球前面的部分称 _____，两部分的移行返折处形成的结构称结膜穹窿。

11. 泪道由_____、_____、泪囊和鼻泪管四部分构成。

12. 泪腺位于_____泪腺窝内，其排泄管开口于_____。

13. 上睑提肌起自_____，前端止于上眼睑皮肤及上睑板，作用是_____。

14. 上斜肌起于_____，其作用是_____。

15. 视近物时睫状肌收缩，睫状小带_____，晶状体变_____。

16. 晶状体位于虹膜与玻璃体之间，其周围部较软称_____，中央部称_____。

17. 眼动脉来源于_____，其中最重要的分支为_____。

18. 眼底镜检查主要可见视神经盘、黄斑、_____、_____。

四、问答题

1. 简述眼球壁的层次及各层的分部。

2. 简述视网膜的形态及分部。

3. 简述眼房的位置，房水的产生与循环途径及生理功能。

4. 简述泪器的构成及泪液排出途径。

5. 简述眼球外肌的名称、作用及神经支配。

参考答案

一、名词解释

1. 巩膜静脉窦：靠近角膜缘处的巩膜实质内，有环形小管，称巩膜静脉窦，是房水流出的通道。

2. 视神经盘：也叫视神经乳头，是节细胞的轴突会聚在视网膜上形成的圆盘状隆起，是视神经的起始点。此处无感光细胞，所以无光的感受作用，在视野中形成生理盲点。

3. 结膜：是覆盖在上、下眼睑内和眼球表面的一层薄而光滑的、富有血管的黏膜。衬在眼睑内面的称睑结膜，覆盖巩膜表面的称球结膜。睑结膜与球结膜移行处为结膜穹窿。

4. 黄斑：在眼底视神经盘的颞侧稍偏下方约 3.5 mm 处，有一卵圆形凹陷区，因略呈黄色，称为黄斑，其中央的凹陷称为中央凹，是视网膜感光最敏锐的部位。

5. 瞳孔：是虹膜中心的圆形小孔，为光线进入眼睛的通道。虹膜上平滑肌的伸缩，可以使瞳孔的口径缩小或放大，控制进入瞳孔的光量。

二、选择题

A 型题

1. C 2. E 3. B 4. B 5. A 6. B 7. C 8. B 9. D 10. D 11. E 12. B 13. A 14. D 15. E 16. A

X 型题

17. ABD 18. BCDE 19. ACE 20. ACDE 21. ABCD 22. BCE 23. ADE 24. ACD 25. ABC 26. ABCDE

三、填空题

1. 角膜 巩膜 2. 睫状体 脉络膜 3. 瞳孔括约肌 缩小 4. 瞳孔开大肌 开大
5. 虹膜部 睫状体部 6. 黄斑中央凹 感光细胞 7. 房水 晶状体 玻璃体 8. 浅筋膜 睑板 9. 睑板腺 睑缘 10. 睑结膜 球结膜 11. 泪点 泪小管 12. 眶上壁 结膜上穹
13. 总腱环 提上眼睑 14. 总腱环 使瞳孔下外视 15. 舒张 厚 16. 皮质部 晶状体核
17. 颈内动脉 视网膜中央动脉 18. 视网膜中央动脉 视网膜中央静脉

四、问答题

1. 眼球壁的层次：

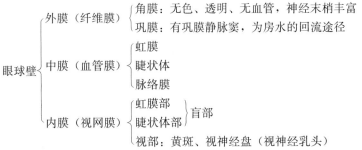

2. 视网膜在中膜的内面，组织学上分内、外两层，外层为色素上皮层，内层为神经层。临床上视网膜脱离是指此两层分离。视网膜从前向后分为三部，分别是视网膜虹膜部、睫状体部和脉络膜部，前两

部无感光作用称盲部，脉络膜部称视部，视部的后部最厚。视神经起始处有圆形白色隆起，为视神经盘，盘的边缘隆起，中央凹陷称视盘陷凹，其中央有视网膜中央动、静脉穿过。视神经盘处无感光细胞，在视野中形成生理盲点。视神经盘颞侧 3.5mm 处的褐色区域称黄斑，黄斑中央凹陷称中央凹，此处感光最敏锐。

3. 眼房是位于角膜和晶状体、睫状体之间的间隙，被虹膜分隔为眼前房和眼后房，前后房借瞳孔相互交通。房水由睫状体产生后自眼后房经瞳孔入眼前房，然后由虹膜角膜角入巩膜静脉窦，再经睫前静脉汇入眼静脉。房水的生理功能是为角膜和晶状体提供营养，维持正常的眼压，并具有折光作用。

4. 泪器由泪腺和泪道组成，泪道包括泪点、泪小管、泪囊、鼻泪管。泪液由泪腺产生，经排泄管到达结膜上穹，通过眼球转动，正常情况下流到泪湖，通过泪点、上、下泪小管进入泪囊，经泪囊、鼻泪管排泄至下鼻道前部。

5.

眼球外肌	作用	神经支配
提上睑肌	提上睑、开大眼裂	动眼神经
上直肌	使瞳孔转向上内	动眼神经
下直肌	使瞳孔转向下内	动眼神经
内直肌	使瞳孔转向内	动眼神经
下斜肌	使瞳孔转向外上	动眼神经
外直肌	使瞳孔转向外	展神经
上斜肌	使瞳孔转向外下	滑车神经

（程建军　黄　微）

第二章　前庭蜗器

【目的要求】

1. 掌握前庭蜗器的组成、分部及各部的功能。
2. 掌握鼓室各壁的名称、毗邻及其临床意义。
3. 掌握骨迷路、膜迷路的组成及相互关系。
4. 掌握内耳各感受器的名称、位置及功能。
5. 了解外耳道的分部及形态。

【标本教具】

1. 前庭蜗器标本。
2. 前庭蜗器剖面结构模型。
3. 前庭蜗器挂图。

【学习难点】

1. 前庭蜗器的组成、分部及各部的功能。
2. 鼓室各壁的名称、毗邻及其临床意义。
3. 内耳的分部及各部名称、功能。
4. 内耳感受器的名称、分类。

【学习内容】

1. 前庭蜗器的组成、分部、位置及结构特点：

组成	分部	位置	结构特点
外耳	耳廓	颅外侧	由皮肤和弹性软骨构成，下部无软骨部分称耳垂
	外耳道	耳廓与鼓膜之间	外侧 1/3 为软骨部，内侧 2/3 为骨部，呈 "S" 形
	鼓膜	外耳道与中耳之间	卵圆形半透明薄膜，中心凹陷称鼓膜脐。上 1/4 为松弛部，下 3/4 为紧张部，活体可见光锥
中耳	鼓室	颞骨岩部内，内耳与鼓膜之间	形态不规则的小腔，鼓室有六个壁，室内有锤骨、砧骨和镫骨连成的听骨链将声波传至内耳
	咽鼓管	鼻咽与鼓室之间	为一管道，可保持鼓膜内、外大气压的平衡，小儿短而平直，腔较大，故咽部感染易经此管扩散至鼓室
	乳突小房	颞骨乳突内	有许多含气小腔，前部借乳突窦通鼓室
内耳	骨迷路	颞骨岩部	由三个互相垂直的骨半规管和前庭、耳蜗组成，具有保护、传导声波的作用
	膜迷路	骨迷路内	由膜半规管、球囊和椭圆囊、蜗管组成，具有感受位置觉和听觉的作用

2. 鼓室壁：

上壁：鼓室盖分隔鼓室与颅中窝，鼓室炎症在幼儿可侵入颅内。

下壁：分隔鼓室与颈内静脉。此壁未骨化患者手术时，易损伤静脉发生严重出血。

131

前壁：上部有咽鼓管开口，可维持鼓膜内、外两面的压力平衡。另外，由于幼儿的咽鼓管比成人短、粗、平直，故幼儿鼻咽部的炎症可经咽鼓管蔓延至鼓室引起中耳炎。

后壁：上部乳突窦的开口通向乳突窦和乳突小房，故中耳炎化脓时可蔓延至乳突小房。

外侧壁：鼓膜上方有鼓室上隐窝的外侧壁。中耳炎化脓时可造成鼓膜穿孔，脓液经外耳道流出。

内侧壁：此壁上有前庭窗、蜗窗。前庭窗的后上方有骨壁较薄的面神经管凸，在中耳炎症或实施中耳内手术时易侵及管内的面神经。

3. 内耳结构：

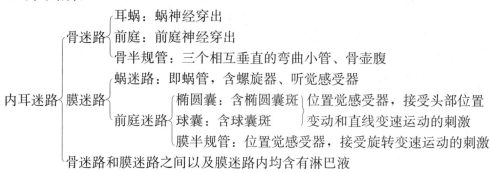

4. 声波的传导途径：

耳廓收集声波→外耳道→鼓膜→听小骨链（锤骨、砧骨、镫骨）→前庭窗→外淋巴→前庭阶外淋巴振动→蜗顶→蜗孔→鼓阶→鼓阶外淋巴→蜗管内淋巴→蜗底基底膜→螺旋器→蜗神经→大脑皮质听觉中枢（颞横回）。

测试题

一、名词解释

1. 咽鼓管　2. 螺旋器　3. 壶腹嵴

二、选择题

A 型题（只有一个正确选项）

1. 下列关于外耳道的描述，正确的是（　　　）。

    A. 成人长度为 3.5～5 cm　B. 外侧 2/3 为软骨部　　C. 内侧 1/3 为骨部

    D. 婴儿外耳道长而直　　E. 外耳道前壁和下壁较后壁和上壁长

2. 下列关于中耳鼓室的描述，正确的是（　　　）。

    A. 位于外耳道与内耳道之间，是一密闭的腔

    B. 经咽鼓管通咽腔

    C. 上壁称鼓室盖，与颅后窝毗邻

    D. 内侧壁上有听觉感受器

    E. 内有三个半规管和两块小肌肉

3. 下列关于咽鼓管的描述，正确的是（　　　）。

　　A. 内侧 1/3 为骨部

　　B. 外侧 2/3 为软骨部

　　C. 咽鼓管咽口开口于咽隐窝

　　D. 咽鼓管向后外开口于鼓室前壁

　　E. 小儿咽鼓管短而窄

4. 下列关于鼓膜的叙述，正确的是（　　　）。

　　A. 是外耳道与面神经管之间的隔膜

　　B. 是外耳道与内耳道之间的隔膜

　　C. 凸面对向中耳，中心为鼓膜脐

　　D. 位置倾斜，与头部矢状面约成 45°角

　　E. 上部较大为紧张部，下部较小为松弛部

5. 下列关于乳突窦的描述，正确的是（　　　）。

　　A. 是鼓室与乳突小房间的小腔

　　B. 向前开口于鼓室

　　C. 向后与乳突小房相连通

　　D. 内衬以黏膜，且与鼓室黏膜相连续

　　E. 以上均对

6. 下列关于骨迷路的描述，正确的是（　　　）。

　　A. 为颞骨岩部和乳突部内的不规则腔隙

　　B. 位于鼓室内侧壁和内耳道之间

　　C. 包括蜗管、前庭和骨半规管

　　D. 前庭和蜗管属内耳的前部

　　E. 骨半规管向内通内耳道

7. 下列关于耳蜗的描述，正确的是（　　　）。

　　A. 由蜗轴和蜗管构成　　　　B. 蜗顶朝向颅顶方向

　　C. 蜗底朝向内耳道　　　　　D. 前庭阶和鼓阶借蜗管相通

　　E. 蜗轴伸出的骨螺旋板将蜗管分成前庭阶和鼓阶

8. 下列结构中，为听觉感受器的是（　　　）。

　　A. 椭圆囊斑、球囊斑　　　B. 壶腹嵴　　　　　　C. 耳蜗

　　D. 螺旋器　　　　　　　　E. 蜗神经

9. 组成膜迷路的结构有（　　　）。

　　A. 椭圆囊、球囊、膜半规管和蜗管

　　B. 椭圆囊、球囊、壶腹嵴和蜗管

　　C. 椭圆囊、壶腹嵴、膜半规管和螺旋器

　　D. 椭圆囊、膜壶腹、蜗管和螺旋器

　　E. 椭圆囊斑、壶腹嵴、膜半规管和蜗管

10. 螺旋器位于（　　　）。

　　A. 骨螺旋板上　　　　　B. 蜗轴骨松质内　　　　C. 蜗管前庭壁上

D. 基底膜上   E. 蜗顶处

X型题（有两个或两个以上正确选项）

11. 下列关于鼓膜的描述，正确的是（　　）。
   A. 位于外耳道与鼓室之间
   B. 鼓膜中心向外突起
   C. 上1/4的三角区称为松弛部
   D. 前下方有一三角形反光区称光锥
   E. 外侧面向前、下、外倾斜

12. 下列关于外耳道的描述，正确的是（　　）。
   A. 是外耳门至鼓膜的管道
   B. 外1/3为软骨部，内2/3为骨部
   C. 为一弯曲管道，故行外耳道检查时，向后下方牵拉耳廓可使外耳道变直
   D. 婴儿外耳道短而直，鼓膜位置近水平位
   E. 外耳道软骨部有可动性

13. 下列关于鼓室的描述，正确的是（　　）。
   A. 上壁为盖壁，分隔鼓室与颅中窝
   B. 下壁为颈静脉壁
   C. 前壁为颈动脉壁，上方有乳突窦开口
   D. 外侧壁为鼓膜
   E. 内侧壁为迷路壁，此壁后上方有圆形孔称蜗窗，后下方有卵圆形孔称前庭窗

14. 下列关于咽鼓管的描述，正确的是（　　）。
   A. 咽鼓管咽口位于鼻咽部的侧壁
   B. 咽鼓管鼓室口开口于鼓室的前壁
   C. 咽鼓管分为骨部和软骨部
   D. 成人咽鼓管比幼儿相对较大而平
   E. 连通咽腔和鼓室，使鼓室与外界大气压相等

15. 下列关于中耳的描述，正确的是（　　）。
   A. 位于外耳和内耳之间
   B. 为一含气空腔，大部位于颞骨岩部
   C. 包括鼓室、咽鼓管、乳突窦和乳突小房
   D. 有三块听小骨位于中耳鼓室内
   E. 除平衡鼓膜内外大气压外，无其他重要功能

16. 下列属于位置觉感受器的是（　　）。
   A. 螺旋器   B. 壶腹嵴   C. 椭圆囊斑
   D. 球囊斑   E. 耳蜗

17. 骨迷路包括（　　）。
   A. 前庭   B. 骨半规管   C. 蜗管
   D. 内耳道   E. 耳蜗

18. 下列关于听骨链的叙述，正确的是（　　）。

A. 锤骨柄连于鼓膜

B. 镫骨底封闭前庭窗

C. 砧骨长脚末端封闭蜗窗

D. 由关节和韧带连结而成

E. 听骨链以锤骨前突和砧骨短脚为固定点和运动轴

三、填空题

1. 外耳道外 1/3 为_____部，内 2/3 为_____部，做外耳道检查时需将耳廓拉向后上方，即可拉直外耳道。

2. 中耳包括_____、_____、乳突窦和乳突小房。

3. 鼓膜中心部向内陷凹称_____，内面有_____附着。

4. 鼓室前壁为_____，此壁上部有_____。

5. 咽鼓管连通_____和_____。

6. 骨迷路包括_____、骨半规管和_____三部分。

7. 每个半规管有两个骨脚连于前庭，一个骨脚膨大称_____，其膨大部称_____。

8. 乳突窦是_____和_____之间的小腔。

9. 蜗管位于蜗螺旋管内，一端借连合管连_____，另一端在蜗顶为_____。

10. 内耳由_____和_____组成，二者之间的间隙内充满外淋巴。

11. 听觉感受器为_____，位置觉感受器为椭圆囊斑、球囊斑和_____。

四、问答题

1. 试述鼓室各壁的名称、毗邻及其临床意义。

2. 声波经哪些结构传导至听觉感受器？

参考答案

一、名词解释

1. 咽鼓管：为连通鼓室与鼻咽部的管道，外 1/3 为骨部，内 2/3 为软骨部。其作用是使鼓室的气压与外界大气压相等，以保持鼓膜内、外两面的压力平衡。由于幼儿的咽鼓管比成人短、粗、平直，故幼儿鼻咽部的炎症经咽鼓管蔓延至鼓室引起中耳炎较多见。

2. 螺旋器：又称 Corti 器，位于内耳膜迷路蜗管的基底膜上，为听觉感受器，能感受声波的刺激。

3. 壶腹嵴：为各膜半规管的膜壶腹壁上隆起的结构，是感受旋转变速运动刺激的位置觉感受器。

二、选择题

A 型题

1. E　2. B　3. D　4. C　5. E　6. B　7. C　8. D　9. A　10. D

X 型题

11. ACDE　12. ABDE　13. ABD　14. ABCE　15. ABCD　16. BCD　17. ABE　18. ABDE

三、填空题

1. 软骨　骨　2. 鼓室　咽鼓管　3. 鼓膜脐　锤骨柄　4. 颈动脉壁　肌咽鼓管　5. 鼓室　鼻咽部　6. 前庭　耳蜗　7. 壶腹骨脚　骨壶腹 8. 鼓室　乳突小房　9. 球囊　盲端 10. 骨迷路　膜迷路 11. 螺旋器　壶腹嵴

四、问答题

1. 鼓室为颞骨岩部内的一个含气小腔，由 6 个壁围成。上壁为盖壁，与颅中窝仅以薄骨板相隔，因此鼓室炎症在幼儿可侵入颅内。下壁为颈静脉壁，为一薄层骨板，部分人此壁未骨化，仅有黏膜和纤维结缔组织，故此类患者施行鼓膜或鼓室手术时，极易损伤静脉而发生严重出血。前壁为颈动脉壁，此壁上部有两个小管的开口，上方是鼓膜张肌半管口，下方是咽鼓管的开口。后壁为乳突壁，上部有乳突窦开口，通向乳突窦和乳突小房，故中耳炎化脓时可蔓延至乳突小房。外侧壁大部分为鼓膜壁，鼓膜上方有鼓室上隐窝的外侧壁。中耳炎化脓时可造成鼓膜穿孔，脓液经外耳道流出。内侧壁即迷路壁，为内耳的外壁。此壁中部隆凸，称岬，岬的后上方有前庭窗，后下方有蜗窗。前庭窗的后上方有面神经管凸，管内有面神经通过。面神经管凸的骨壁甚薄，中耳炎症或实施中耳内手术时易侵及面神经。

2. 耳廓收集声波→外耳道→鼓膜→听小骨链（锤骨、砧骨、镫骨）→前庭窗→前庭阶外淋巴→蜗顶→蜗孔→鼓阶外淋巴→蜗管内淋巴→蜗管基底膜上的螺旋器（听觉感受器）感受声波刺激。

（于　洋　赵晓明）

第五篇　神经系统

第一章　总　论

【目的要求】

1. 掌握神经系统的常用术语。

2. 熟悉神经系统的分区。

3. 了解神经元的分类和神经元胞体的基本结构及其突起；突触的结构和分类，神经胶质；神经系统的研究和观察方法。

【学习难点】

1. 神经元的分类、神经元的基本结构及其突起。

2. 突触的结构和分类。

【学习内容】

1. 神经系统的分区。

2. 神经系统的组成。

3. 神经系统的常用术语：灰质、皮质、神经核、白质、髓质、纤维束、神经节、神经。

（黄素群　缪　然）

第二章　中枢神经系统

【目的要求】

1. 掌握脊髓的位置和外形。

2. 掌握脑干的外形、分部及脑神经连脑干的部位。

3. 掌握脑干的内部结构：脑神经核、非脑神经核、上行纤维束、下行纤维束的名称、性质、作用。

4. 掌握小脑分叶和功能。

5. 掌握间脑的分部。

6. 掌握端脑的外形和分叶。

7. 掌握大脑皮质的功能分区：第Ⅰ躯体运动区（躯体运动中枢）、第Ⅰ躯体感觉区（躯体感觉中枢）、视区、听区、语言中枢、内脏活动的高级中枢。

8. 掌握内囊的位置、分部及各部重要的传导束。

9. 熟悉脊髓的内部结构：灰质（前角、后角、侧角），白质（薄束和楔束、脊髓小脑束、脊髓丘脑束、皮质脊髓束、红核脊髓束、前庭脊髓束）。

10. 熟悉背侧丘脑的内部结构。

11. 了解脑干的网状结构。

12. 了解小脑的纤维联系和功能。

13. 了解端脑的内部结构：侧脑室、基底核（纹状体、屏状核、杏仁体），大脑半球的髓质［连合纤维、联络纤维、投射纤维（内囊）］。

【学习难点】

1. 脊髓灰、白质的名称、性质、作用。

2. 脑干内脑神经核的位置、性质、作用及其与脑神经的联系。

3. 脑干各部代表性的横切面。

4. 丘脑核团的纤维联系。

【标本教具】

1. 带脊神经的脊髓离体标本。

2. 在小儿椎管内的带脊神经的脊髓离体标本。

3. 脊髓各节段断面的染色标本。

4. 显示脑干外形的离体标本。

5. 大脑半球标本。

6. 大脑水平切后的厚片染色标本（示内囊、侧脑室）。

7. 模型：椎管水平断面模型，脑干外形模型，间脑模型，小脑外形、小脑内部结构、冠状断面模型，大脑乳胶模型、水平断面模型，基底核模型。

【学习内容】

一、脑神经记忆口诀

Ⅰ嗅Ⅱ视Ⅲ动眼，Ⅳ滑Ⅴ叉Ⅵ外展。

Ⅶ面Ⅷ蜗Ⅸ舌咽，迷副舌下（Ⅹ、Ⅺ、Ⅻ）神经全。

二、脑神经连脑的部位

Ⅰ大Ⅱ间ⅢⅣ中（脑）；

中四（Ⅴ、Ⅵ、Ⅶ、Ⅷ）连桥后四（Ⅸ、Ⅹ、Ⅺ、Ⅻ）延（髓）。

三、脑神经核的名称、性质与脑神经的联系部位

脑神经核 机能柱		躯体运动柱	特殊内脏 运动柱	一般内脏 运动柱	内脏感觉柱	一般躯体 感觉柱	特殊躯体 感觉柱
中脑	上丘	动眼神经 核（Ⅲ）		动眼神经 副核（Ⅲ）	界沟	三叉神经中 脑核（Ⅴ）	
	下丘	滑车神经 核（Ⅳ）					
脑桥	上部						
	中部		三叉神经运 动核（Ⅴ）			三叉神经核 脑桥（Ⅴ）	
	下部	展神经核 （Ⅵ）	面神经核 （Ⅶ）	上泌涎核 （Ⅶ）			前庭神经核（Ⅷ）｜蜗神经核（Ⅷ）
延髓	橄榄上部			下泌涎核 （Ⅸ）	孤束核：核的 上部为味觉 核，下部为一 般内脏感觉核 （Ⅶ、Ⅸ、Ⅹ）		
	橄榄中部	舌下神经 核（Ⅻ）	疑核（Ⅸ、 Ⅹ、Ⅺ）	迷走神经 背核（Ⅹ）		三叉神经脊 束核（Ⅴ、 Ⅶ、Ⅸ、Ⅹ）	
	内侧丘系 交叉						
	锥体交叉		副神经核 （Ⅺ）				

四、非脑神经核

位置	名称	作用
延髓	薄束核	传导躯干、四肢意识性本体感觉和精细触觉
	楔束核	
	下橄榄核	
脑桥	脑桥核	调节肌张力
	上橄榄核	传导听觉冲动
中脑	上丘核	与视觉传导有关
	下丘核	与听觉传导有关
	红核	调节肌张力，协调肌群的运动
	黑质	
	顶盖前区	参与瞳孔对光反射

五、脑干中白质的名称、作用

1. 上行传导束（感觉传导束）：

路经的传导束 ①内侧丘系：传导躯干、四肢的意识性本体感觉和精细触觉
②脊髓丘系：传导躯干、四肢皮肤浅感觉

　③三叉丘系：传导头面部皮肤、黏膜的浅感觉和关节、肌肉、肌

起始的传导束 {

　　　　腱的深感觉（本体感）

　④外侧丘系：传导双耳的听觉

2. 下行传导束（运动传导束）：

锥体系 { ①皮质核束：管理头面部骨骼肌的随意运动

　　　　②皮质脊髓束：管理躯干、四肢骨骼肌的随意运动

锥体外系 { ①红核脊髓束 }

　　　　②前庭脊髓束 } 调整肌张力，协调肌群运动

　　　　③内侧纵束 }

六、小脑的分叶、功能、结构和纤维联系

三分叶 { 绒球小结叶（古小脑、前庭小脑）：维持躯体平衡

　　　　前叶（旧小脑）：调节肌张力

　　　　后叶（新小脑）：协调肌群运动，完成姿势反射

三结构 { 小脑皮质

　　　　白质（髓质）

　　　　小脑核（灰质）：齿状核、栓状核、球状核、顶核

三对脚 { 小脑上脚（结合臂）：与中脑红核有联系

　　　　小脑中脚（脑桥臂）：与脑桥的脑桥核有联系

　　　　小脑下脚（绳状体）：与延髓有联系

七、间脑中背侧丘脑的内部结构

背侧丘脑 {

前核群：参与内脏活动，与边缘系统有联系

内侧核群：全身躯体感觉和内脏感觉的整合中枢

外侧核群 {

背侧核：背外侧核、后外侧核、枕核

腹前核

腹中间核 } 参与锥体外系组成，调节肌张力

（腹外侧核）

腹后核 { 内侧核：接受三叉丘系的纤维

　　　　外侧核：接受内侧丘系、脊髓丘系的纤维

八、大脑皮质的功能分区

中枢名称	位置	功能	特点或临床表现
第Ⅰ躯体运动区	中央前回及中央旁小叶前部	管理躯体对侧半骨骼肌的随意运动	①头脚倒置；②功能为主；③对侧管理
第Ⅰ躯体感觉区	中央后回及中央旁小叶后部	管理躯体对侧半浅、深感觉	
听区	颞横回	接受双耳听觉	损伤后仅出现听力下降

续表

中枢名称		位置	功能	特点或临床表现
视区		距状沟周围皮质	接受双眼对侧半视野	损伤后致双眼对侧半偏盲
内脏活动区		边缘叶（扣带回、海马旁回、海马旁回钩）	管理内脏器官功能活动	
语言区	①说话中枢（运动性语言中枢）	额下回后部		说而非话（运动性失语症）
	②写字中枢	额中回后部		写而非字（失写症）
	③听话中枢（听觉性语言中枢）	颞上回后部		听而不解其意（感觉性失语症）
	④阅读中枢（视觉性语言中枢）	角回		视而不明其意（失读症）

九、基底核的名称、作用

$$
基底核
\begin{cases}
豆状核\begin{cases}苍白球（旧纹状体）\\ 壳\end{cases}\\
尾状核\;\}\;新纹状体\\
杏仁体：参加内脏活动\\
屏状核：功能不明
\end{cases}
$$

豆状核（苍白球、壳）、尾状核（壳、新纹状体）调节肌张力，协调肌群运动

十、大脑髓质的名称及作用

1. 联络纤维：联系同侧大脑半球各叶的前、后纵行纤维。

2. 连合纤维：联系两侧大脑半球的横行纤维。

3. 投射纤维（内囊）：为大脑皮质与皮质下结构之间的上、下行纤维。它们大部分经过豆状核、尾状核、背侧丘脑之间的纤维束。

$$
内囊
\begin{cases}
囊前肢：额桥束、丘脑前辐射\\
内囊膝：皮质核束\\
内囊后肢：①皮质脊髓束；②顶枕颞桥束；③皮质红核束；\\
\qquad\qquad④丘脑中央辐射（丘脑上辐射）；⑤视辐射；\\
\qquad\qquad⑥听辐射
\end{cases}
$$

测试题

总　论

一、名词解释

1. 灰质（皮质）和白质（髓质）　2. 神经核和神经节　3. 纤维束、神经

4. 网状结构　5. 突触

二、填空题

1. 神经组织由_____和_____构成。

2. 神经系统包括_____和_____。

3. 中枢神经系统包括_____和_____。

4. 根据突起多少，神经元可分为_____、双极神经元和_____三类。

5. 根据功能神经元可分为_____、运动神经元和_____三类。

三、问答题

1. 简述反射弧的组成。

2. 简述周围神经包括哪几部分。

脊　髓

一、名词解释

1. 马尾　2. 脊髓休克　3. 脊髓前角　4. 脊髓圆锥　5. Brown-Sequard syndrome

二、选择题

A 型题（只有一个正确选项）

1. 下列关于脊髓的描述，正确的是(　　)。

　　A. 前正中裂有前根　　　　　　B. 是颈膨大发出到颈部的神经

　　C. 下端逐渐变细，称脊髓圆锥

　　D. 仅占据椎管的上 2/5

　　E. 后角的神经元发出纤维组成后根

2. 下列对脊髓灰质的描述，错误的是(　　)。

　　A. 由神经元胞体和轴突组成　　B. 前角含躯体运动神经元

　　C. 后角接受后根的感觉神经　　D. Ⅲ、Ⅳ层内稍大的细胞群称后角固有核

　　E. 围绕在中央管周围

3. 下列对楔束的描述，错误的是(　　)。

　　A. 位于后索　　　　　　　　　B. 位于薄束的外侧

　　C. 来自第 5 胸髓节以下的后根　D. 传递本体感觉和精细触觉

　　E. 终于楔束核

4. 脊髓丘脑侧束(　　)。

　　A. 位于外侧索后部　　　　B. 位于后索前半部　　　　C. 位于前索内

　　D. 传递精细触觉　　　　　E. 传递痛温觉信息

5. 皮质脊髓侧束(　　)。

　　A. 多数纤维经白质前连合交叉至对侧前角细胞

　　B. 起源于大脑中央后回

C. 属于锥体外系

D. 属于终于同侧灰质板层Ⅳ~Ⅸ内的神经细胞

E. 在脊髓侧索前部下行

6. 薄束(　　)。

A. 由第 4 胸髓节以上的脊神经节细胞的轴突构成

B. 是后根内侧部的粗纤维在同侧后索内的延续

C. 传导来自同侧上半身的本体感觉

D. 传导来自同侧下半身的本体感觉

E. 传导对侧下半身的精细感觉

7. 下列纤维中不是脊髓前索内的纤维束的是(　　)。

A. 皮质脊髓前束　　　　　　B. 顶盖脊髓束　　　　C. 红核脊髓束

D. 内侧纵束　　　　　　　　E. 前庭脊髓束

8. 脊髓内交感神经节前神经元胞体所在的部位是(　　)。

A. 后角固有核　　　　　　　B. 骶中间外侧核　　　C. 中间外侧核

D. 中间内侧核　　　　　　　E. 胸核

9. 经白质前连合交叉至对侧形成的纤维束是(　　)。

A. 皮质核束　　　　　　　　B. 皮质脊髓前束　　　C. 皮质脊髓侧束

D. 脊髓丘脑束　　　　　　　E. 红核脊髓束

10. 脊髓灰质中支配四肢肌的下运动神经元是(　　)。

A. 前角内侧核　　　　　　　B. 前角外侧核　　　　C. Renshaw 细胞

D. 中间内侧核　　　　　　　E. 中间外侧核

11. 腰椎穿刺抽取脑脊液应在下列哪个部位进行?(　　)。

A. 第 1 腰椎与第 2 腰椎棘突间隙　B. 第 2 腰椎与第 3 腰椎棘突间隙

C. 第 3 腰椎与第 4 腰椎棘突间隙　D. 第 5 腰椎与第 1 骶椎棘突间隙

E. 骶管裂孔处

12. 下列关于皮质脊髓束的描述，错误的是(　　)。

A. 皮质脊髓束在延髓的锥体交叉处大部分进行交叉、越边形成皮质脊髓侧束

B. 没有交叉的纤维形成皮质脊髓前束

C. 皮质脊髓前束在下行过程中主要经白质前连合交叉到对侧

D. 皮质脊髓束完全控制对侧的前角运动细胞

E. 皮质脊髓侧束损伤时，可出现同侧损伤平面以下肢体的痉挛性瘫痪

13. 第 6 颈髓节平对(　　)。

A. 第 3 颈椎　　　　　　　　B. 第 4 颈椎　　　　　C. 第 5 颈椎

D. 第 6 颈椎　　　　　　　　E. 第 7 颈椎

14. 第 8 胸髓节平对(　　)。

A. 第 5 胸椎　　　　　　　　B. 第 6 胸椎　　　　　C. 第 7 胸椎

D. 第 8 胸椎　　　　　　　　E. 第 9 胸椎

15. 第 10 胸髓节平对(　　)。

A. 第 7 胸椎　　　　　　　　B. 第 8 胸椎　　　　　C. 第 9 胸椎

    D. 第 10 胸椎　　　　　　　　　　　E. 第 11 胸椎

X 型题（有两个或两个以上的正确选项）

16. 下列对脊髓灰质的描述，错误的是（　　　）。

    A. 灰质由神经细胞体和轴突构成

    B. 侧角仅见于胸髓节段

    C. 后角固有核细胞发出轴突组成后根

    D. 灰质为脊髓的中央部分

    E. 前角运动神经元损伤，其支配的骨骼肌瘫痪及感觉消失

17. 脊髓前角损伤（　　　）。

    A. 表现为所支配的骨骼肌发生弛缓性瘫痪

    B. 出现病理反射

    C. 肌张力降低

    D. 有肌萎缩

    E. 伤及上运动神经元

18. 下列关于脊髓的叙述，正确的是（　　　）。

    A. 31 对脊神经相连　　　　　　　B. 上端于枕骨大孔处与延髓相连

    C. 脊髓全长粗细不等　　　　　　D. 其颈膨大发出支配颈部的神经

    E. 脊髓灰质的前角为运动性

19. 脊髓内上行传导束是（　　　）。

    A. 内侧纵束　　　　　　　B. 薄束　　　　　　　　C. 楔束

    D. 脊髓丘脑侧束　　　　　E. 脊髓小脑前、后束

20. 脊髓前角损伤（　　　）。

    A. 属下运动神经元损伤　　　　　B. 所支配的骨骼肌瘫痪并逐渐萎缩

    C. 伤侧出现感觉障碍　　　　　　D. 伤侧下肢病理反射阳性

    E. 所支配的骨骼肌腱反射消失

21. 脊髓半横断损伤后出现（　　　）。

    A. 对侧损伤平面 1~2 节段以下痛、温觉丧失

    B. 损伤对侧感觉正常　　　　　　C. 伤侧以下精细触觉消失

    D. 伤侧以下痉挛性瘫痪　　　　　E. 对侧腱反射亢进

22. 脊髓（　　　）。

    A. 腰骶膨大位于 L_2~S_3 节段，其出现与管理下肢的感觉、运动神经元数量增加有关

    B. 下端在成人平第 1 腰椎下缘，新生儿则与第 3 腰椎水平

    C. 前后外侧沟分别为脊神经前后根附着于脊髓的部位

    D. 上端于枕骨大孔水平与延髓相连

    E. 颈膨大位于 C_5~T_1 节段，其出现与管理上肢的感觉、运动神经元的数量增加有关

23. 下列对脊髓节段的描述，错误的是（　　　）。

    A. 脊髓共有 31 个节段

B. 第 3 颈髓节段约平第 3 颈椎高度

C. 颈髓有 7 节、胸髓有 12 节，位置与相应的椎骨一致

D. 第 6 胸髓节段约平第 6 胸椎

E. 第 10 胸髓节段约平第 7 胸椎高度

24. 位于白质外侧索的传导束有（   ）。

    A. 脊髓小脑前后束　　　　B. 皮质脊髓侧束　　　C. 脊髓丘脑侧束

    D. 皮质脊髓前束　　　　　E. 薄束和楔束

25. 脊髓后索内的主要传导束有（   ）。

    A. 脊髓小脑后束　　　　　B. 薄束　　　　　　　C. 楔束

    D. 红核脊髓束　　　　　　E. 皮质脊髓侧束

26. 脊髓半横断损伤后可以导致（   ）。

    A. 损伤断面以下，同侧肢体出现瘫痪

    B. 损伤断面以下同侧肢体位置觉和振动觉丧失

    C. 损伤断面以下同、对侧肢体瘫痪

    D. 损伤断面以下对侧肢体浅感觉障碍

    E. 损伤断面以下对侧肢体精细触觉丧失

27. 脊髓灰质（   ）。

    A. 是 $S_2 \sim S_4$ 节段的骶副交感神经节前神经元胞体所在部位

    B. 前角外侧核群发出的纤维只支配四肢远端的肌肉

    C. 灰质在断面上都可分为前角、侧角、中间带和后角

    D. 前角内侧核群发出的纤维主要支配躯干的固有肌和头颈肌

    E. $T_1 \sim L_3$ 节段的中间外侧核为交感神经节前神经元胞体所在部位

28. 薄束（   ）。

    A. 在 T_4 节段以上，位于楔束的内侧，在 T_4 节段以下则占据整个后索

    B. 向上终止于延髓的薄束核

    C. 主要传导对侧下肢意识性的本体感觉和精细触觉

    D. 其纤维来自同侧 T_4 节段以下，管理非意识性深感觉的脊神经节细胞的中枢突

    E. 损伤后可致患侧下肢意识性的本体感觉和精细触觉丧失

29. 楔束（   ）。

    A. 向上终止于延髓的楔束核

    B. 其纤维来自同侧 T_4 节段以上，管理对侧非意识性深感觉和精细触觉的脊神经节细胞的中枢突

    C. 主要传导同侧非意识性本体觉和精细触觉

    D. 位于 T_4 节段以上的脊髓后索薄束的内侧

    E. 损伤后可致患侧上肢意识性的本体感觉和精细触觉丧失

30. 脊髓丘脑束（   ）。

    A. 经脊髓和脑干上行后，止于背侧丘脑的腹后内侧核

    B. 纤维来自对侧 Ⅰ、Ⅳ、Ⅴ、Ⅶ、Ⅷ板层的细胞（主要为后角固有核）

C. 损伤后可致对侧平面 1 或 2 节以下的全部深感觉、浅感觉障碍

D. 传导对侧肢体的痛觉、温度觉和触觉

E. 大部分位于外侧索的前部和脊髓小脑前索的内侧部，小部分位于前索内

三、填空题

1. 脊髓上端于_____处与延髓相连，下端以脊髓圆锥终于_____水平。

2. 均起自脊神经节细胞的中枢突的上行纤维束是_____、_____和_____。

3. 脊髓每侧的灰质，前部扩大为_____，后部细狭为_____。

4. 脊髓后索内的上行纤维束居内侧的是_____，居外侧的是_____。

5. 脊髓丘脑侧束位于_____前部，脊髓丘脑前束位于_____内侧。

6. 脊髓后根的粗纤维主要传导_____和_____。

7. 管理骨骼肌的下行纤维束分为_____和_____。

8. 脊髓全长有两个膨大，分别为_____和_____。

9. 脊髓灰质的运动神经元有_____和_____两种。

四、问答题

1. 简述脊髓的位置、外形、内部结构及功能。

2. 简述脊髓丘脑束在脑干的位置。

3. 试述脊髓长的上行纤维束的起止、走行及功能。

4. 脊髓半横断时损伤了哪些传导束？会有哪些临床表现？为什么？

脑　干

一、名词解释

1. 内侧丘系　2. 锥体　3. 面神经丘　4. 髓纹　5. 蓝斑　6. 菱形窝

二、选择题

A 型题（只有一个正确选项）

1. 面神经丘深面隐藏的是(　　)。
   A. 面神经核　　　　　　B. 滑车神经核　　　　　C. 展神经核
   D. 迷走神经背核　　　　E. 舌下神经核

2. 唯一一对自脑干背面出脑的脑神经是(　　)。
   A. 舌下神经　　　　　　B. 动眼神经　　　　　　C. 滑车神经
   D. 面神经　　　　　　　E. 迷走神经

3. 下列不属于脑神经核的是(　　)。
   A. 动眼神经核　　　　　B. 孤束核　　　　　　　C. 疑核

D. 红核、黑质　　　　　　　E. 上泌涎核

4. 下列核团受损可引起震颤麻痹的是（　　　）。
　　A. 薄束核　　　　　　　B. 黑质　　　　　　　C. 红核
　　D. 上泌涎核　　　　　　E. 脑桥核

5. 上泌涎核发出的纤维加入下列哪对脑神经？（　　　）。
　　A. 动眼神经　　　　　　B. 舌咽神经　　　　　　C. 面神经
　　D. 舌下神经　　　　　　E. 展神经

6. 脑桥核（　　　）。
　　A. 位于脑桥基底部
　　B. 位于脑桥被盖部
　　C. 接受来自小脑皮质的运动信息
　　D. 发出纤维参与形成小脑上脚
　　E. 接受锥体束的纤维传递来的信息

7. 下列对于顶盖前区的描述，正确的是（　　　）。
　　A. 发出纤维支配双侧眼球外直肌
　　B. 发出纤维支配同侧的 E－W 核
　　C. 接受来自内侧丘系的纤维
　　D. 位于中脑和间脑交界处，导水管周围灰质的背外侧
　　E. 接受外侧丘系的纤维

8. 出自脚间窝的脑神经是（　　　）。
　　A. 展神经　　　　　　　B. 动眼神经　　　　　　C. 滑车神经
　　D. 三叉神经　　　　　　E. 面神经

9. 下列属于一般内脏运动核的结构是（　　　）。
　　A. 黑质　　　　　　　　B. 迷走神经背核　　　　C. 孤束核
　　D. 副神经核　　　　　　E. 面神经核

10. 下列属于脑干内的非脑神经核的是（　　　）。
　　A. 三叉神经运动核　　　B. 展神经核　　　　　　C. 红核
　　D. 动眼神经核　　　　　E. 滑车神经核

11. 脑桥内与迷走神经背核属于同一功能核团的是（　　　）。
　　A. 上泌涎核　　　　　　B. 下泌涎核　　　　　　C. 三叉神经脑桥核
　　D. 展神经核　　　　　　E. 面神经核

12. 属脑桥内脑神经核的是（　　　）。
　　A. 上橄榄核　　　　　　B. 面神经核　　　　　　C. 脑桥核
　　D. 下泌涎核　　　　　　E. 迷走神经背核

13. 下列不属于脊髓前索内的纤维束的是（　　　）。
　　A. 内侧纵束　　　　　　B. 顶盖脊髓束　　　　　C. 皮质脊髓束
　　D. 红核脊髓束　　　　　E. 前庭脊髓束

X 型题（有两个或两个以上的正确选项）

14. 第四脑室（　　　）。

A. 位于延髓上部，是脑桥、中脑后方、小脑间的室腔

B. 腔内只有无色透明的脑脊液

C. 借两个外侧孔和一个正中孔与蛛网膜下隙相通

D. 向下与脊髓的中央管相通

E. 向上经中脑水管与第三脑室相通

15. 下列属躯体运动性脑神经核的有（   ）。

    A. 动眼神经核　　　　　B. 滑车神经核　　　　C. 孤束核

    D. 舌下神经核　　　　　E. 展神经核

16. 内侧丘系（   ）。

A. 纤维起自对侧的薄、楔束核

B. 经脑干上行后，止于背侧丘脑腹后内侧核

C. 传导对侧四肢和躯干意识性的本体感觉和精细触觉

D. 在延髓走行于锥体后方，与顶盖脊髓束伴行

E. 损伤后可致同侧下肢和躯干本体感觉及精细触觉障碍

17. 属一般或特殊躯体感觉性脑神经核的有（   ）。

    A. 薄、楔束核　　　　　B. 蜗神经核　　　　　C. 前庭神经核

    D. 三叉神经脑桥核　　　E. 三叉神经脊束核

18. 属特殊内脏运动性脑神经核的有（   ）。

    A. 面神经核　　　　　　B. 疑核　　　　　　　C. 三叉神经运动核

    D. 副神经核　　　　　　E. 动眼神经核

19. 三叉神经脊束核（   ）。

A. 发出纤维形成三叉丘系

B. 位于三叉神经脊束的外侧

C. 发出纤维至三叉神经节

D. 自上而下分为颅侧亚核、极间亚核和尾侧亚核

E. 接受来自面神经和舌咽神经束的一般内脏感觉纤维

20. 延髓内与迷走神经有关的核团有（   ）。

    A. 疑核　　　　　　　　B. 孤束核　　　　　　C. 薄束核

    D. 三叉神经脊束核　　　E. 前庭核

21. 与疑核有关的脑神经有（   ）。

    A. 展神经　　　　　　　B. 舌咽神经　　　　　C. 迷走神经

    D. 舌下神经　　　　　　E. 面神经

三、填空题

1. 脑干包括延髓、_____和_____三部分。

2. 在延髓脑桥沟中，由内侧向外侧依次排列有展神经、_____和_____三对脑神经。

3. 第四脑室的顶朝向小脑，前部由小脑上脚及上髓帆构成，后部由_____和_____构成。

4. 疑核发出纤维分别加入＿＿＿＿＿＿、＿＿＿＿＿＿和副神经三对脑神经中，控制咽喉部肌肉的运动。

5. 薄束结节和楔束结节的深部分别为＿＿＿＿＿＿和＿＿＿＿＿＿。

6. 中脑的背侧有两对圆形隆起，上方的一对称＿＿＿＿＿＿，下方的一对称＿＿＿＿＿＿。

7. 中脑的腹侧有一对粗大纵行的＿＿＿＿＿＿，由大量皮质下行纤维构成，该结构内侧的凹陷称＿＿＿＿＿＿。

8. 特殊内脏运动核支配由鳃弓衍化来的骨骼肌，包括＿＿＿＿＿＿、面神经核、副神经核和＿＿＿＿＿＿。

9. 脑干内一般躯体运动核包括四对，支配自肌节衍化来的骨骼肌。它们是滑车神经核、展神经核、＿＿＿＿＿＿和＿＿＿＿＿＿。

10. 一般内脏运动核包括＿＿＿＿＿＿、上泌涎核、下泌涎核和＿＿＿＿＿＿。

11. 红核尾侧大细胞部发出向脊髓的投射纤维，在上丘下部平面，被盖腹侧中线上左右交叉称＿＿＿＿＿＿，越边后形成下降纤维称＿＿＿＿＿＿。

12. 下丘的中央核接受＿＿＿＿＿＿纤维的终止，发出的纤维组成＿＿＿＿＿＿到达内侧膝状体。

13. 黑质位于中脑被盖和大脑脚底之间，分为二部，靠近脚底的称＿＿＿＿＿＿，靠近被盖的称＿＿＿＿＿＿，主要由多巴胺能神经元构成。

14. 脑桥核接受＿＿＿＿＿＿纤维，发出＿＿＿＿＿＿纤维越过中线，组成粗大的小脑中脚入小脑。

15. 延髓内薄束核和楔束核发出轴突，绕中央灰质在其腹侧形成内弓状纤维，在中线上左右交叉称＿＿＿＿＿＿，形成的上升的纤维束称＿＿＿＿＿＿。

四、问答题

1. 脑干中有哪些主要的纤维束交叉？请阐述其名称、性质和作用。
2. 简述一般躯体运动核的名称、位置和作用。
3. 简述内侧丘系在各断面上的位置。
4. 简述三叉丘系的组成及位置。
5. 简述一般内脏运动核的名称、位置和作用。

小脑、间脑

一、名词解释

1. 小脑扁桃体　2. 新小脑　3. 旧小脑　4. 室旁核　5. 视上核

二、选择题

A 型题（只有一个正确选项）

1. 下列结构不属于小脑核团的是（　　）。

      A. 栓状核   B. 齿状核   C. 尾状核

      D. 顶核   E. 球状核

2. 具有神经内分泌功能的神经核是(　　　)。

      A. 腹前核   B. 腹后内侧核   C. 视上核

      D. 腹后外侧核   E. 底丘脑核

3. 松果体属于(　　　)。

      A. 下丘脑   B. 丘脑   C. 后丘脑

      D. 上丘脑   E. 底丘脑

4. 下列关于小脑的叙述,错误的是(　　　)。

      A. 小脑位于脑干的背面

      B. 小脑受损后,可导致四肢浅感觉丧失

      C. 绒球小结叶亦称古小脑

      D. 小脑按其功能可分为前庭小脑、脊髓小脑和大脑小脑

      E. 小脑上面借小脑幕与大脑枕叶下面相邻

5. 在背侧丘脑中,不属于特异性传导中继核团的是(　　　)。

      A. 腹前核   B. 腹中间核   C. 腹内侧核

      D. 腹后外侧核   E. 以上均不是

6. 腹后内侧核接受下列哪个结构传导来的纤维?(　　　)。

      A. 脊髓丘系   B. 味觉纤维   C. 内侧丘系

      D. 三叉丘系和味觉纤维   E. 三叉丘系

7. 下列属于前庭小脑的结构是(　　　)。

      A. 小脑后叶   B. 小脑体   C. 小脑蚓

      D. 绒球小结叶   E. 前叶

8. 下列不属于上丘脑的是(　　　)。

      A. 缰连合   B. 缰三角   C. 丘脑间黏合

      D. 丘脑髓纹   E. 松果体

9. 接受内侧丘系纤维的丘脑神经核是(　　　)。

      A. 腹后内侧核   B. 腹后外侧核   C. 腹中间核

      D. 腹前核   E. 内侧膝状体

10. 下列对后丘脑的描述,正确的是(　　　)。

      A. 位于背侧丘脑的后方

      B. 位于中脑顶盖前区

      C. 其外侧膝状体接受听觉传导通路的纤维

      D. 与丘脑前核有密切的纤维联系

      E. 内侧膝状体接受视觉传导通路的纤维

11. 关于大脑小脑的纤维联系,下列说法中正确的是(　　　)。

      A. 新小脑皮质发出纤维至齿状核

      B. 该部小脑皮质接受齿状核的纤维

      C. 新小脑皮质协调肌张力

D. 齿状核发出纤维形成小脑中脚

E. 该部小脑皮质接受来自红核的纤维

X型题（有两个或两个以上的正确选项）

12. 小脑(　　)。

A. 由两侧膨大的小脑半球和中间缩窄的小脑蚓构成

B. 前下方可借三对小脑脚与脑干相连接

C. 古小脑接受前庭神经核及前庭神经的纤维，调整和维持机体的平衡

D. 旧小脑主要接受来自脊髓的信息，调整骨骼肌的张力

E. 新小脑的出现与大脑皮质的高度发展有关，主要协调骨骼肌的精细、灵巧运动

13. 下列属于下丘脑的核团是(　　)。

A. 内侧核   B. 背内侧核   C. 视上核

D. 室旁核   E. 下丘脑前核

14. 下丘脑至神经垂体的纤维束包含(　　)。

A. 结节漏斗束   B. 结节垂体束   C. 室旁垂体束

D. 视上垂体束   E. 下丘臂

三、填空题

1. 小脑位于_____，最大的小脑核是_____。

2. 大脑小脑由_____和_____构成。

3. 间脑可分为背侧丘脑、下丘脑、上丘脑_____和_____五部分。

4. 第三脑室是位于下丘脑和背侧丘脑之间的裂隙，借助_____和_____分别与侧脑室、第四脑室相通。

5. 背侧丘脑腹后核分为_____和_____。

6. 下丘脑内主要的核团有视上核、室旁核、漏斗核、视交叉上核和乳头体核，其中发出视上垂体束、室旁垂体束和结节漏斗束（结节垂体束）的核团分别是_____、_____和漏斗核。

7. 小脑机能分区，前庭小脑由_____和_____构成。

8. 背侧丘脑中的特异性中继核团中接受三叉丘系和味觉纤维的是_____，接受内侧丘系和脊髓丘系的是_____。

9. 后丘脑包括_____和_____。

10. 视上区的核团主要包括_____、_____和下丘脑前核。

11. 上丘脑包括松果体、丘脑髓纹、后连合、_____和_____。

四、问答题

1. 写出下丘脑的位置、界线，主要核团和传导束。

2. 试述小脑的位置、分叶和功能。

3. 简述背侧丘脑的核群。

4. 简述背侧丘脑特异性投射核团的纤维联系。

端　脑

一、名词解释

1. 边缘系统　　2. 纹状体　　3. 基底核　　4. 海马　　5. 内囊

二、选择题

A 型题（只有一个正确选项）

1. 位于大脑外侧沟深面的是（　　）。
   A. 额叶　　　　　　　　B. 颞叶　　　　　　　　C. 枕叶
   D. 岛叶　　　　　　　　E. 额叶

2. 视觉性语言中枢位于（　　）。
   A. 额上回上、下的皮质　B. 额下回的后部　　　　C. 颞横回
   D. 颞上回后部　　　　　E. 角回

3. 患者出现右眼鼻侧半和左眼颞侧半偏盲，可能是下述何结构损伤所致？（　　）。
   A. 左侧视辐射或视束
   B. 右侧视辐射或视束
   C. 视交叉外侧部的不交叉纤维
   D. 视交叉内侧部的交叉纤维
   E. 右侧视神经

4. 右侧内囊膝部出血可导致（　　）。
   A. 左侧舌肌瘫痪　　　　B. 右侧半身瘫痪　　　　C. 右眼颞侧视野偏盲
   D. 右眼鼻侧视野偏盲　　E. 右眼全盲

5. 缘上回位于大脑的（　　）。
   A. 额叶　　　　　　　　B. 颞叶　　　　　　　　C. 顶叶
   D. 岛叶　　　　　　　　E. 枕叶

6. 书写中枢位于（　　）。
   A. 额中回后部　　　　　B. 额下回后部　　　　　C. 角回
   D. 缘上回　　　　　　　E. 颞上回后部

7. 听区位于（　　）。
   A. 颞上回　　　　　　　B. 颞下回　　　　　　　C. 颞横回
   D. 角回　　　　　　　　E. 缘上回

8. 下列结构中，经过内囊膝的是（　　）。
   A. 丘脑前辐射　　　　　B. 皮质核束　　　　　　C. 丘脑中央辐射
   D. 枕桥束　　　　　　　E. 皮质红核束

9. 下列纤维束不在内囊后肢内的是（　　）。
   A. 额桥束　　　　　　　B. 丘脑中央辐射　　　　C. 皮质脊髓束
   D. 顶枕颞桥束　　　　　E. 皮质红核束

10. 胼胝体（　　）。
    A. 属于投射纤维　　　　B. 属联络纤维　　　　C. 位于大脑纵裂底部
    D. 位于大脑横裂底部　　E. 在大脑矢状面上呈圆形

11. 下列参与瞳孔对光反射的结构是（　　）。
    A. 黑质　　　　　　　　B. 红核　　　　　　　C. 顶盖前区
    D. 上丘　　　　　　　　E. 下丘

12. 左侧内囊膝部损伤可出现（　　）。
    A. 右侧额纹消失　　　　B. 口角偏向右侧　　　C. 左侧额纹消失
    D. 伸舌时舌尖偏向右　　E. 左侧肢体偏瘫

13. 海马结构指（　　）。
    A. 海马旁回和钩　　　　B. 海马和齿状回　　　C. 海马旁回和齿状回
    D. 海马和钩　　　　　　E. 海马旁回和海马

14. 某病人早晨起床时发现右下肢活动不灵活，小腿以下肌肉明显无力，检查右足深、浅感觉丧失，诊断为脑血管疾病。下列哪个结构损伤可出现上述情况？（　　）。
    A. 右扣带回　　　　　　B. 右额上回　　　　　C. 角回
    D. 左中央旁小叶　　　　E. 右中央旁小叶

15. 某病人劳动时突然昏倒，意识恢复后，发现右侧上、下肢瘫痪，检查见右侧肢体张力增强，腱反射亢进，右半身深感觉和浅感觉丧失，右侧视野同向性偏盲。下列何结构损伤可出现上述情况？（　　）。
    A. 左侧脑桥　　　　　　B. 左大脑皮质　　　　C. 左侧内囊
    D. 左侧中脑　　　　　　E. 右侧内囊

X型题（有两个或两个以上的正确选项）

16. 构成边缘叶的结构有（　　）。
    A. 隔区　　　　　　　　B. 扣带回　　　　　　C. 海马旁回
    D. 海马　　　　　　　　E. 齿状回

17. 侧脑室（　　）。
    A. 是位于两侧大脑半球深部略呈"C"形的腔隙
    B. 内含无色透明的脑脊液和侧脑室脉络丛
    C. 可经中脑水管与第三脑室相通
    D. 毛细血管、软脑膜和室管膜上皮细胞共同构成侧脑室的脉络丛
    E. 由位于额叶内的前角、枕叶内的后角、颞叶内的下角和顶叶内的中央部四部分构成

18. 下列关于第Ⅰ躯体运动中枢的描述，正确的是（　　）。
    A. 中央旁小叶前部损伤后可致对侧上肢痉挛性瘫痪（硬瘫）
    B. 位于中央前回和中央旁小叶前部
    C. 支配对侧肢体的运动（但与联合运动有关的肌肉除外）
    D. 各部位在皮质代表区的大小与所支配对象的形体大小无关，而与机能的复杂程度一致

  E. 身体各部在该区的投影如倒置的人形（但头部本身是正的）

 19. 右侧视束损伤后可致（ ）。

  A. 右眼视野鼻侧半偏盲

  B. 右眼视野全盲

  C. 右眼视野颞侧半偏盲

  D. 左眼视野颞侧偏盲

  E. 左眼视野鼻侧半偏盲

 20. 大脑岛叶被下列哪些结构所掩盖？（ ）。

  A. 额叶   B. 顶叶   C. 枕叶

  D. 颞叶   E. 边缘叶

三、填空题

 1. 大脑皮质的视觉中枢位于_____，听觉中枢位于_____。

 2. 第Ⅰ躯体运动区位于_____，第Ⅰ躯体感觉区位于_____。

 3. 额下回后部皮质为_____中枢，角回则是_____中枢。

 4. 大脑半球的白质中的神经纤维可分为三个系，即_____、_____和联络纤维。

 5. 内囊是位于_____、_____与豆状核之间的白质纤维板，整体呈开口向外的">"形，可分为前肢、膝和后肢三部分。

 6. 大脑背外侧面借沟可分为额叶、顶叶、枕叶、_____和_____五个叶。

 7. 海马结构由_____、_____构成。

 8. 胼胝体从前向后可分为_____、_____及干和压部。

 9. _____和_____称新纹状体。

 10. 基底核包括豆状核、尾状核_____和_____。

四、问答题

 1. 简述内囊分哪几部分，有哪些重要纤维束通过，损伤后出现哪些临床症状。

 2. 简述第Ⅰ躯体运动中枢的特点。

 3. 简述大脑皮质除语言中枢外的主要机能定位。

 4. 简述视觉区的局部定位特点。

参考答案

总　论

一、名词解释

 1. 灰质（皮质）、白质（髓质）：中枢神经系统内，神经元胞体及树突集聚之处在新鲜标本上呈灰色，称灰质，在大、小脑表面形成的灰质层称皮质。神经纤维集聚之处，因神经纤维外面包有髓鞘，色泽白亮，称白质，位于大、小脑深部的白质称为髓质。

2. 神经核和神经节：形态与功能相似的神经元胞体集聚成一团，在中枢神经内（皮质以外）称神经核；在周围神经内称神经节。

3. 纤维束、神经：在中枢神经系统内起止、行程与功能相同的一束纤维，称纤维束；在周围神经系统中神经纤维集聚成粗细不等的神经纤维束，称神经。

4. 网状结构：在中枢神经系统内，神经纤维交织成网状，网眼内含有分散的神经元或较小的核团，这些区域称为网状结构。

5. 突触：是神经元与神经元、神经元与效应器及感觉器细胞与神经细胞之间特化的接触区域。

二、填空题

1. 神经细胞　神经胶质细胞　2. 中枢神经系统　周围神经系统　3. 脑　脊髓　4. 假单极神经元　多极神经元　5. 感觉神经元　联络神经元

三、问答题

1. 神经系统的基本活动方式是反射。完成反射活动的形态学基础是反射弧，包括感受器、感觉神经、中枢部、运动神经、效应器。

2. 周围神经系统包括脑神经和脊神经。脑神经与脑相连，共 12 对；脊神经与脊髓相连，共 31 对。根据周围神经系统在各器官、系统中分布对象的不同，把周围神经分为躯体神经和内脏神经。躯体神经分布于体表、骨、关节和骨骼肌；内脏神经则分布于内脏、心血管和腺体。

脊　髓

一、名词解释

1. 马尾：腰、骶、尾部的脊神经前后根需在椎管内下行一段距离才能到达相应的椎间孔，在脊髓的末端平面以下下行的脊神经根连同终丝一起形成马尾。

2. 脊髓休克：脊髓半横断损伤时，横断平面以下全部感觉和运动消失，反射消失，处于无反射状态，称为脊髓休克。

3. 脊髓前角：在脊髓中央管的周围是"H"形的灰质，每侧灰质的前部扩大，称为前角。

4. 脊髓圆锥：脊髓的末端变细呈锥形，称为脊髓圆锥。它向下延续为无神经组织的终丝。

5. Brown-Seqaurd syndrome：布朗－色夸综合征，脊髓半横断损伤后，损伤平面以下的位置觉、震动觉和精细触觉丧失，同侧肢体瘫痪，损伤平面以下的对侧身体痛、温觉丧失。

二、选择题

A 型题

1. C　　2. A　　3. C　　4. E　　5. D　　6. D　　7. C　　8. C　　9. D　　10. B

11. C　　12. D　　13. C　　14. B　　15. A

X 型题

16. ABCE　　17. ACD　　18. ABCE　　19. BCDE　　20. ABE　　21. AC　　22. BCD

23. CD　　24. ABC　　25. BC　　26. ABD　　27. AE　　28. ABE　　29. AE　　30. BDE

三、填空题

1. 枕骨大孔　成人第1腰椎　2. 薄束楔束　脊髓丘脑束　3. 前角　后角　4. 薄束　楔束
5. 侧索　脊髓小脑前束　6. 温、痛　粗触觉　7. 皮质脊髓前束　皮质脊髓侧束　8. 颈膨大　腰骶膨大　9. α−运动神经元　γ−运动神经元

四、问答题

1. 脊髓的位置和外形：脊髓位于椎管内，上起枕骨大孔，成人下到第1腰椎下缘，脊髓外形呈扁圆柱形，粗细不均，上有颈膨大，下有腰骶膨大，脊髓末端变细称脊髓圆锥，其末端连终丝。脊髓表面有6条纵形的沟，前有前正中裂，后有后正中沟，此外尚有一对前外侧沟，一对后外侧沟，分别有脊神经的前、后根附着。脊髓颈段和上胸段的后索表面有后中间沟，将薄束和楔束分开。

脊髓的内部结构：在脊髓的横断面上可见脊髓的灰质，呈"H"形，前侧膨大为前角，后侧膨大为后角，前、后角之间向外伸出侧角，前、后角之间的区域称中间带。灰质围绕中央管，管的前、后有灰质前连合和灰质后连合。脊髓的白质由神经纤维构成，每侧借前外侧沟和后外侧沟分为前索、外侧索、后索。在灰质前连合前方的白质称白质前连合。灰质后角基部外侧有灰、白质的混合区域，称网状结构。

脊髓的功能：①传导功能。上传感觉，下传运动。脊髓内有大量上行传导束，将躯干、四肢的浅、深感觉上传到脑，如传导深感觉的薄束、楔束，传导浅感觉的脊髓丘脑束。脊髓内下行传导运动的传导束支配调节前角运动神经元，如皮质脊髓束、红核脊髓束等。②反射功能。脊髓作为一个低级中枢，有许多反射只通过其完成，如排尿、排便中枢在骶部脊髓，深、浅反射经后根传入直接与前角运动神经元形成突触而形成反射弧。

2. 脊髓丘脑束在延髓位于外侧区，下橄榄核的背外侧，在脑桥和中脑位于内侧丘系的背外侧。

3. ①脊髓后索内的薄束起于第5胸髓节以下的同侧脊神经节细胞，其纤维经后根内侧部入脊髓，行于脊髓后索的内侧部。楔束起于第4胸髓节以上的脊神经节细胞，其纤维经后根入后索并居后索外侧部，两束传导的是躯干、四肢的位置觉、振动觉和精细触觉。②脊髓丘脑侧束位于外侧索的前部，脊髓小脑前束深面，该束由对侧后角细胞发出纤维经白质前连合交叉至外侧索上行，传导对侧躯干、四肢的痛觉和温度觉。③脊髓丘脑前束位于脊髓丘脑侧束的前部，居前索内，也起于对侧后角细胞，经白质前连合交叉后至前索内形成上行的传导束，传导的是对侧躯干、四肢的粗触觉。

4. ①同侧皮质脊髓束损伤：横断面以下脊髓前角细胞失去了大脑皮质运动神经元对其的控制，表现为脱抑制后的机能释放，即出现同侧损伤节段以下肌肉痉挛性瘫痪，随意运动丧失，肌张力增高，腱反射亢进，出现病理反射，如Babinski征阳性，但肌不萎缩。②同侧后索内的薄束、楔束损伤：来自同侧肌肉、肌腱、关节的本体感觉及来自皮肤的精细触觉冲动传导通路被阻断，导致同侧损伤平面以下的意识性深感觉及精细触觉障碍。③同侧的脊髓丘脑侧束、前束损伤：表现为对侧损伤平面以下1~2个节段以下温痛觉、粗触觉丧失，但由于对侧精细触觉正常，粗触觉的障碍不易被察觉。④脊髓小脑前、后束损伤：表现为平衡、协调运动障碍。

脑　干

一、名词解释

1. 内侧丘系：由薄束核、楔束核发出的传导同侧深感觉和精细触觉的二级纤维，于中央管腹外侧左右交叉，交叉后的纤维在中线两侧、锥体的后方转而上行，形成内侧丘系。止于背侧丘脑的腹后外

侧核。

2. 锥体：是在延髓腹侧面上部、正中裂两侧的隆起，由大脑皮质发出的锥体束纤维构成。

3. 面神经丘：正中沟和界沟之间的部分轻微隆起称内侧隆起，其紧靠髓纹上方的部位，有一较明显的圆形隆凸为面神经丘，内侧隐藏展神经核及面神经膝。

4. 髓纹：是在第四脑室底，横行于菱形窝外侧角与中线内的纤维束。一般视为脑桥和延髓在背侧面的分界线。

5. 蓝斑：位于第四脑室底，脑桥前背部。蓝斑是脑中合成去甲肾上腺素的主要部位。蓝斑中的神经元主要为中等大小的神经元。

6. 菱形窝：是脑干背侧面中份的菱形凹窝，又称第四脑室底。

二、选择题

A 型题

1. C　2. C　3. D　4. B　5. C　6. A　7. D　8. B　9. B　10. C　11. A　12. B　13. D

X 型题

14. CDE　　15. ABDE　　16. ACD　　17. BCDE　　18. ABCD　　19. AB　　20. ABD
21. BC

三、填空题

1. 脑桥　中脑　2. 面神经　前庭蜗神经　3. 下髓帆　第四脑室脉络组织　4. 舌咽神经　迷走神经　5. 薄束核　楔束　6. 上丘　下丘　7. 大脑脚　脚间窝　8. 三叉神经运动核　疑核　9. 动眼神经核　舌下神经核　10. 动眼神经副核　迷走神经背核　11. 被盖腹侧交叉　红核脊髓束　12. 蜗神经核　下丘臂　13. 网状部　致密部　14. 皮质脑桥　脑桥小脑　15. 丘系交叉　内侧丘系

四、问答题

1. 脑干中主要的纤维束：①锥体交叉。在锥体下方，75%～90%锥体束纤维在中央管腹侧左右交叉，称为锥体交叉，交叉后的纤维进入脊髓外侧索，形成皮质脊髓侧束，少部分未交叉的纤维进入脊髓前索，形成皮质脊髓前束。②内侧丘系交叉。由薄束核和楔束核发出的传导深感觉和精细触觉的二级纤维绕中央管的腹外侧，呈弓形左右交叉，称为内侧丘系交叉，交叉后的纤维在纤维束的后方转而上行为内侧丘系。③三叉丘系交叉。三叉神经脊束核和三叉神经脑桥核发出传导头面部感觉的二级纤维越边、交叉至对侧，为三叉丘系交叉；交叉后的纤维转而上行，形成三叉丘系。④外侧丘系交叉。蜗神经的腹、背核发出的传导听觉的二级纤维，于脑桥下部被盖和基底之间越过，穿过纵行的内侧丘系，左右交叉，称为外侧丘系交叉，交叉纤维于脑桥被盖和基底之间形成一纺锤形的结构，叫斜方体，斜方体的纤维穿过内侧丘系后，转而上行，为外侧丘系。

2. 一般躯体运动核：①动眼神经核。位于中脑上丘水平，中央灰质腹侧中脑被盖内正中线两旁，支配眼球外肌中上睑提肌、上直肌、内直肌、下斜肌、下直肌的运动。②滑车神经核。位于下丘水平，位置同动眼神经核，支配上斜肌的运动。③展神经核。位于面神经丘深面，支配外直肌。④舌下神经核。位于舌下神经三角内，支配全部舌内肌和部分舌外肌。

3. 在延髓丘系交叉水平以上的断面上，内侧丘系位于正中线两侧，锥体束的背侧。在脑桥中下部的断面上，位于被盖部的腹侧，并与斜方体的纤维交叉。在中脑上丘水平切面，该系位于中脑被盖部背侧，红核背外侧。

4. 三叉神经脑桥核和三叉神经脊束核发出纤维，越边上升形成三叉丘系，该系随内侧丘系纤维上行，终于间脑。

5. 一般内脏运动核：①动眼神经副核，位于上丘颅侧，动眼神经核的背内侧，其作用是支配瞳孔括约肌和睫状肌。②上泌涎核，位于脑桥下部面神经核尾侧部附近的网状结构内，其纤维加入面神经支配泪腺、舌下腺、下颌下腺及口腔、鼻腔的腺体的分泌。③下泌涎核，位于延髓橄榄头端迷走神经背核附近的网状结构内，其纤维加入舌咽神经支配腮腺的分泌。④迷走神经背核，位于迷走神经三角内，其纤维经迷走神经换元后，支配颈、胸、腹腔器官的平滑肌、腺体及心的活动。

小脑、间脑

一、名词解释

1. 小脑扁桃体：是小脑半球向前、内、下膨出的部分，因其靠近延髓并位于枕骨大孔附近，当颅内压增高时，可能将它挤入枕骨大孔与延髓之间，形成小脑扁桃体疝，危及生命。

2. 新小脑：小脑体的外侧部在进化过程中出现得最晚，与大脑皮质同步发展，形体最大，构成新小脑。其主要功能是协调骨骼肌的随意运动。

3. 旧小脑：由小脑蚓和半球中间部共同组成，主要功能是调节肌张力。

4. 室旁核：是下丘脑的重要神经分泌核团。位于下丘脑内侧区，视上核上方，由核发出室旁垂体束达垂体后叶，以分泌催产素为主。

5. 视上核：是下丘脑的灰质核团。位于视交叉正上方，下丘脑内侧区内。分泌抗利尿激素（血管升压素）。

二、选择题

A 型题

1. C 2. C 3. D 4. B 5. C 6. C 7. D 8. C 9. B 10. A 11. A

X 型题

12. ABCDE   13. CD   14. CD

三、填空题

1. 颅后窝 齿状核 2. 髓质 小脑核 3. 后丘脑 底丘脑 4. 室间孔 中脑水管 5. 内侧核 外侧核 6. 视上核 室旁核 7. 绒球 小结 8. 腹后内侧核 腹后外侧核 9. 内侧膝状体 外侧膝状体 10. 视上核 室旁核 11. 缰三角 缰核

四、问答题

1. ①下丘脑的位置、界线：下丘脑位于背侧丘脑的前下方，第三脑室前下部的两侧；上界为自室间孔延至中脑水管的下丘脑沟，下界为视交叉、灰结节、漏斗和乳头体，前界为终板和视交叉，后与中脑被盖相续。②主要核团：视上核、室旁核、漏斗核、视交叉上核和乳头体核。③主要传导束：视上垂体束、室旁垂体束、结节垂体束、前脑内侧束、乳头丘脑束、乳头被盖束、背侧纵束等。

2. ①小脑的位置：小脑位于颅后窝，其上面平坦，贴近小脑幕，下面的中部凹陷。②小脑分叶：小脑分为三叶，位于原裂以前的为前叶；原裂以后，后外侧裂以前的部分为后叶；以后外侧裂为界在小脑下面又分出绒球小结叶。③小脑的功能：维持身体的平衡，调节肌张力和协调骨骼肌运动。

3. 背侧丘脑由"Y"形内髓板分为丘脑前核群、丘脑内侧核群和丘脑外侧核群。外侧核群又分为背侧部和腹侧部，腹侧部由前至后分为腹前核、腹外侧核和腹后核。腹后核又分为腹后内侧核和腹后外侧核。背侧丘脑居下后脑沟以上，为中脑颅侧的卵圆形灰质团。

4. 背侧丘脑的特异性核团包括腹前核、腹侧核和腹后核。丘脑腹前核和腹外侧核主要接受小脑齿状核、苍白球、黑质的传入纤维，发出纤维投射至大脑躯体运动区。腹后内侧核接受三叉丘系传来的纤维，发出纤维投射至躯体感觉区。腹后外侧核接受来自内侧丘系和脊髓丘系的纤维，该核发出纤维投射至躯体感觉区。

端　脑

一、名词解释

1. 边缘系统：由边缘叶（如隔区、扣带回、海马旁回、海马和齿状回等）和有关的皮质及皮质下结构（如杏仁体、下丘脑、背侧丘脑前核等）组成，主要与情绪、行为、记忆、内脏活动等有关。

2. 纹状体：尾状核和豆状核在前端连在一起，两者合称为纹状体。为皮质下运动调节中枢。

3. 基底核：基底核位于端脑的基底部的白质中，包括尾状核、豆状核、屏状核和杏仁体。

4. 海马：是在大脑颞叶内侧面齿状回外侧卷入侧脑室下角底壁上的弓形灰质隆起。

5. 内囊：是位于丘脑、尾状核和豆状核之间的白质板，投射纤维在此高度集中，在端脑水平切面上呈"＜"形，分前肢、膝和后肢三部。

二、选择题

A 型题

1. D　2. E　3. B　4. A　5. C　6. A　7. C　8. B　9. A　10. C　11. C　12. D　13. B　14. D　15. C

X 型题

16. ABCDE　　17. ABDE　　18. BCDE　　19. AD　　20. ABD

三、填空题

1. 距状沟周围皮质　颞横回　2. 中央前回、中央旁小叶前部　中央后回、中央旁小叶后部　3. 说话中枢　阅读　4. 连合纤维　投射纤维　5. 背侧丘脑　尾状核　6. 颞叶　岛叶　7. 海马旁回　海马旁回钩　8. 嘴　膝　9. 豆状核壳　尾状核　10. 杏仁体　屏状核

四、问答题

1. 内囊分前肢、膝和后肢三部。前肢位于尾状核头与豆状核之间，主要有额桥束和丘脑前辐射通过；内囊后肢位于背侧丘脑与豆状核之间，主要有皮质脊髓束、皮质红核束、丘脑中央辐射及听辐射、视辐射通过；内囊膝有皮质核束通过。一侧内囊损伤，病人出现对侧半身深、浅感觉障碍，对侧半上、下肢痉挛性瘫痪，对侧半眼裂以下表情肌瘫痪、对侧半舌肌瘫痪，两眼视野对侧半偏盲，临床叫作"三偏征"。两耳听力下降，但以对侧明显。

2. 第Ⅰ躯体运动区的特点：①左右交叉：一侧运动区支配对侧肢体的运动，但与联合运动有关的肌肉受双侧运动区支配。②上下颠倒：但头部是正的，其代表区位于中央前回下部，头部投影区正置，与面、舌、咽喉的运动有关。中央前回中部为躯干、上肢的代表区，中央前回上部以及中央旁小叶前部为下肢代表区。③身体各部在中央前回和中央旁小叶的投影区的大小取决于其功能的重要性和复杂性，与身体各部的大小无关。

3. 第Ⅰ躯体运动区位于额叶中央前回和中央旁小叶前份。第Ⅰ躯体感觉区位于顶叶中央后回及中央

旁小叶的后份。视觉中枢位于距状沟上、下的皮质。听觉中枢位于颞横回。

  4. 视觉区是在距状沟上、下方的皮质。局部定位关系特点是距状沟上部的皮质接受来自上部视网膜的纤维传来的冲动。距状沟下部即舌回的皮质接受来自下部视网膜的纤维传来的冲动。黄斑区的节细胞发出的纤维投射至距状沟后 1/3 上、下的皮质。一侧视区接受来自双眼同侧半视网膜传来的冲动。

（黄素群　缪　然）

第三章　周围神经系统

【目的要求】

1. 掌握颈丛、臂丛、腰丛、骶丛的组成、位置和各主要分支的名称及其分布。

2. 掌握胸神经前支在胸、腹壁的节段性分布。

3. 掌握 12 对脑神经的名称、性质、连接脑的部位和进出颅的部位及其分布。

4. 掌握Ⅲ、Ⅳ、Ⅵ对脑神经的行程、分布及其损伤表现。

5. 掌握三叉神经的主要分支名称、性质及其分布。

6. 掌握内脏运动神经与躯体运动神经的区别。

7. 掌握交感、副交感神经低级中枢的部位。

8. 熟悉周围神经的分部，脊神经的纤维成分及其分支。

9. 熟悉节前纤维和节后纤维的概念，交感干的位置、组成及椎前节的位置。

10. 熟悉正中神经、尺神经、桡神经、腋神经、胫神经和腓总神经损伤后运动及感觉障碍的主要表现。

11. 了解脊神经的纤维成分和分支，脑神经的纤维成分。

【标本教具】

1. 挂图：周围神经系统各部挂图。

2. 标本：胸段脊柱、脊髓断面、颈丛、臂丛、腰丛、骶丛、脑神经的主要分支。

3. 模型：上肢神经、脑神经、迷走神经、交感干模型等。

【学习难点】

1. 脊神经的纤维成分。

2. 脑神经的名称、性质、连接脑的部位、进出颅的部位和纤维成分。

3. 内脏运动神经的结构特点。

4. 交感神经和副交感神经的主要区别。

【学习内容】

一、周围神经概况

名称	连接中枢的部位	主要分布
脊神经	脊髓	躯干、四肢
脑神经	脑	头面部
内脏神经	脑、脊髓	内脏、心血管、腺体

1. 脊神经：

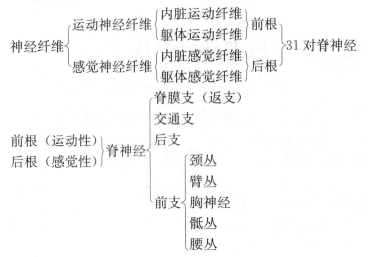

2. 手皮肤神经分布：

手掌正中三指半，剩下尺神经统一指半；手背桡尺各一半，正中神经管理三指半。

3. 脑神经名称、性质、连脑部位及进出颅腔部位：

顺序名称	性质	连脑部位	进出颅腔部位
嗅神经（Ⅰ）	感觉性	端脑	筛孔
视神经（Ⅱ）	感觉性	间脑	视神经管
动眼神经（Ⅲ）	运动性	中脑	眶上裂
滑车神经（Ⅳ）	运动性	中脑	眶上裂
三叉神经（Ⅴ）	混合性	脑桥	第1支眼神经经眶上裂 第2支上颌神经经圆孔 第3支下颌神经经卵圆孔
展神经（Ⅵ）	运动性	脑桥	眶上裂
面神经（Ⅶ）	混合性	脑桥	内耳门→茎乳孔
前庭蜗神经（Ⅷ）	感觉性	脑桥	内耳门
舌咽神经（Ⅸ）	混合性	延髓	颈静脉孔
迷走神经（Ⅹ）	混合性	延髓	颈静脉孔
副神经（Ⅺ）	运动性	延髓	颈静脉孔
舌下神经（Ⅻ）	运动性	延髓	舌下神经管

4. 脑神经的性质：

Ⅰ、Ⅱ、Ⅷ管感觉，Ⅴ、Ⅶ、Ⅸ、Ⅹ为混合，Ⅲ、Ⅳ、Ⅵ、Ⅺ、Ⅻ属运动。

测试题

颈丛和臂丛

一、名词解释

1. 脊神经节　　2. 肋下神经

二、选择题

A 型题（只有一个正确选项）

1. 关于脊神经，下列描述正确的是（　　）。
    A. 共有 31 对
    B. 不管理脊髓被膜
    C. 后支只含躯体感觉纤维
    D. 除胸 4~11 神经前支外，其余各脊神经前支分别交织成丛
    E. 各前支均借灰、白交通支与交感干相连

2. 只含运动纤维成分的结构是（　　）。
    A. 脊神经前根　　　　　　　B. 脊神经后根　　　　　　　C. 脊神经前支
    D. 脊神经后支　　　　　　　E. 脊神经脊膜支

3. 对颈丛的描述，下列正确的是（　　）。
    A. 由全部颈神经前支组成　　B. 位于胸锁乳突肌表面
    C. 无肌支　　　　　　　　　D. 发出混合性的膈神经
    E. 发出肌支支配颈部诸肌

4. 下列关于膈神经的描述，错误的是（　　）。
    A. 经锁骨下静脉后方进入纵隔
    B. 主要由颈 4 前支组成
    C. 垂直行走于中斜角肌前方
    D. 位于椎前筋膜深面
    E. 是混合性神经

5. 臂丛由哪些脊神经前支组成？（　　）。
    A. 颈 4~8，胸 1　　　　　　B. 颈 5~7，胸 1　　　　　　C. 颈 5~8，胸 1
    D. 颈 5~8，胸 1~2　　　　　E. 颈 4~7，胸 1

6. 胸长神经支配（　　）。
    A. 背阔肌　　　　　　　　　B. 前锯肌　　　　　　　　　C. 菱形肌
    D. 大圆肌　　　　　　　　　E. 肩胛下肌

7. 肱骨体发生骨折后，病人出现"垂腕症"，这是因为损伤了（　　）。
    A. 尺神经　　　　　　　　　B. 腋神经　　　　　　　　　C. 正中神经
    D. 桡神经　　　　　　　　　E. 肌皮神经

8. 在肱骨中、下 1/3 交界处骨折而损伤桡神经时，可引起瘫痪的肌群是(　　)。

    A. 臂及前臂后群肌

    B. 前臂后群及前臂外侧群肌

    C. 前臂后群及前臂内侧群肌

    D. 前臂后群肌

    E. 无上述情况

9. 对正中神经的描述，正确的是(　　)。

    A. 支配骨间肌和鱼际肌   B. 起自臂丛后束   C. 支配肱二头肌

    D. 支配指浅屈肌   E. 主干损伤后前臂不能旋前，拇指不能内收

10. 对桡神经的描述，正确的是(　　)。

    A. 是内侧束发出的一条粗大神经

    B. 支配臂、前臂全部伸肌和肱桡肌

    C. 支配骨间背侧肌

    D. 损伤后手背皮肤出现感觉障碍

    E. 深支穿旋前圆肌至前臂背面

11. 尺神经损伤导致(　　)。

    A. 猿掌畸形并伴有皮肤感觉障碍

    B. 垂腕畸形不伴有皮肤感觉障碍

    C. 垂腕畸形伴有皮肤感觉障碍

    D. 爪形手畸形不伴有皮肤感觉障碍

    E. 爪形手畸形伴有皮肤感觉障

12. 一名病人手掌内侧 1/3 皮肤感觉障碍，但拇指能对掌和内收，受损伤的神经是(　　)。

    A. 正中神经   B. 尺神经深支   C. 尺神经浅支

    D. 桡神经   E. 尺神经手背支

13. 示指不能外展，受损的神经是(　　)。

    A. 正中神经和尺神经   B. 尺神经和桡神经   C. 尺神经

    D. 正中神经和桡神经   E. 正中神经、尺神经和桡神经

14. 下列对肋间神经的描述，正确的是(　　)。

    A. 共计 12 对

    B. 由脊神经前根构成

    C. 只含支配肋间肌的运动纤维

    D. 在肋间紧靠下位肋上缘行走

    E. 行于肋间血管下方

X 型题（有两个或两个以上正确选项）

15. 下列关于胸、腹壁皮肤神经支配的节段性的描述，正确的是(　　)。

    A. 胸 2 相当胸骨角平面   B. 胸 6 相当剑突平面   C. 胸 8 相当肋弓平面

    D. 胸 10 相当脐平面   E. 胸 12 相当耻骨联合上缘平面

16. 下列对颈丛的描述，正确的是(　　)。

A. 由上 4 对颈神经前支组成

B. 支配甲状舌骨肌

C. 发出耳大神经

D. 仅含有运动神经

E. 发出皮支至颈部的皮肤

17. 下列对尺神经的描述，正确的是（　　）。

A. 发自臂丛后束

B. 在肱骨内上髁后方易摸到

C. 穿过旋前圆肌行于指浅、深屈肌之间

D. 经屈肌支持带的浅面进入手掌

E. 支配全部骨间肌和第 3、4 蚓状肌

18. 在行程中有一段紧贴肱骨的神经有（　　）。

A. 正中神经　　　　　B. 桡神经　　　　　C. 尺神经

D. 肌皮神经　　　　　E. 腋神经

19. 正中神经损伤后（　　）。

A. 前臂不能旋前　　　　B. 鱼际肌萎缩拇指不能内收

C. 拇指不能对掌　　　　D. 示指不能屈曲

E. 拇指、示指、中指掌侧面出现感觉障碍

20. 负责手的皮肤感觉的神经有（　　）。

A. 正中神经　　　　　B. 桡神经　　　　　C. 腋神经

D. 肌皮神经　　　　　E. 尺神经

三、填空题

1. 每对脊神经由与脊髓相连的＿＿＿＿和＿＿＿＿合并而成。

2. 脊神经出椎间孔后立即分为＿＿＿、＿＿＿、脊膜支和交通支。

3. 颈神经有＿＿＿＿对，腰神经有＿＿＿＿对。

4. 颈丛位于＿＿＿＿肌上部深面，臂丛穿＿＿＿＿间隙到腋窝。

5. 右侧膈神经的感觉纤维分布于＿＿＿、＿＿＿和肝外胆道的浆膜。

6. 支配三角肌的神经是＿＿＿，支配胸锁乳突肌的神经是＿＿＿。

7. 腋神经支配＿＿＿和＿＿＿。

8. 桡神经发自臂丛＿＿＿，与＿＿＿动脉伴行。

9. 手背的皮肤有＿＿＿和＿＿＿神经分布。

10. 胸神经前支节段性分布明显，胸 8 相当＿＿＿平面，胸 10 相当＿＿＿平面。

11. “爪形手”是＿＿＿神经损伤，而“猿掌”是＿＿＿神经损伤的临床表现。

12. 膈神经是由＿＿＿发出的肌支，属于＿＿＿性质的神经。

四、问答题

1. 简述颈丛的组成、位置及其主要分支。

2. 简述臂丛的组成、位置及其主要分支。

3. 简述膈神经的起止、行程、分支和分布。

4. 简述肱骨中段骨折会出现何症状，试述其原因。

腰丛和骶丛

一、名词解释

腰骶干

二、选择题

A 型题（只有一个正确选项）

1. 组成腰丛脊神经前支的有（   ）。
   A. 腰 1～5   B. 腰 1～4   C. 胸 12、腰 1～4
   D. 胸 12、腰 1～3   E. 腰 4～5

2. 下列对股神经的描述，正确的是（   ）。
   A. 发自骶丛
   B. 在股三角内位于股动脉的内侧
   C. 支配大腿前群肌和内侧群肌
   D. 支配大腿前群肌
   E. 经腹股沟韧带中点稍内侧进入股部

3. 闭孔神经不支配（   ）。
   A. 闭孔外肌   B. 闭孔内肌   C. 股薄肌
   D. 长收肌   E. 大收肌

4. 臀上神经不管理（   ）。
   A. 臀中肌   B. 臀大肌   C. 臀小肌
   D. 髋关节   E. 阔筋膜张肌

5. 腘窝外侧角外伤易损伤（   ）。
   A. 隐神经   B. 股后皮神经   C. 胫神经
   D. 腓总神经   E. 坐骨神经

6. 腓总神经损伤后，可出现（   ）。
   A. 足外翻   B. 足内翻   C. 钩状足
   D. 扁平足   E. 马蹄内翻足

7. 出现"钩状足"畸形，是因为损伤了（   ）。
   A. 胫神经   B. 生殖股神经   C. 股后皮神经
   D. 股神经   E. 臀下神经

8. 隐神经是下列哪一神经的分支？（   ）。
   A. 股外侧皮神经   B. 大隐神经   C. 胫神经
   D. 股神经   E. 臀下神经

9. 下列不属于腰丛分支的是( )。
    A. 股神经
    B. 闭孔神经
    C. 生殖股神经
    D. 臀上神经
    E. 髂腹股沟神经

X 型题（有两个或两个以上的正确选项）

10. 胫神经支配( )。
    A. 胫骨前肌
    B. 腓肠肌
    C. 腓骨长肌
    D. 比目鱼肌
    E. 胫骨后肌

11. 坐骨神经( )。
    A. 经梨状肌下孔出盆腔
    B. 多在腘窝上角附近分为胫神经和腓总神经
    C. 坐骨神经的分支均在小腿和足部
    D. 胫神经是坐骨神经本干的直接延续
    E. 由腰骶干延续而成

12. 下列神经从梨状肌下孔出盆腔的是( )。
    A. 臀上神经
    B. 臀下神经
    C. 股后皮神经
    D. 阴部神经
    E. 坐骨神经

13. 骶丛的组成含有( )。
    A. 腰神经
    B. 腰骶干
    C. 骶神经
    D. 腰丛
    E. 尾神经

三、填空题

1. 腰丛支配大腿_____和_____肌群。
2. 支配小腿前群肌的神经是_____，支配小腿后群肌的神经是_____。
3. 隐神经与_____伴行，分布于_____皮肤。
4. _____是全身最大的神经丛，_____是全身最粗大的神经。
5. 腓总神经在腓骨颈前面分为_____和_____。
6. 坐骨神经在腘窝上方分为_____和_____。
7. "钩状足"畸形是损伤了_____，"马蹄内翻足"畸形是损伤了_____。
8. 支配臀大肌的是_____，支配臀小肌的是_____。
9. 腰丛由 L_{12} 前支的一部分、_____、_____组成。
10. 骶丛由腰骶干、_____、_____组成。

四、问答题

1. 简述腰丛的组成、位置及主要分支名称。
2. 简述骶丛的基本结构及分支情况。
3. 简述梨状肌上、下孔分别有哪些神经通过。
4. 简述坐骨神经可分为哪几支，损伤后各有何症状。

脑神经

一、名词解释

翼腭神经

二、选择题

A 型题（只有一个正确选项）

1. 穿过眶上裂的结构为（   ）。
   A. 视神经　　　　　　　　B. 动眼神经　　　　　C. 舌下神经
   D. 下颌神经　　　　　　　E. 无上述结构

2. 动眼神经不支配（   ）。
   A. 上直肌　　　　　　　　B. 提上睑肌　　　　　C. 下斜肌
   D. 内直肌　　　　　　　　E. 上斜肌

3. 眼睑下垂是由于损伤了（   ）。
   A. 面神经　　　　　　　　B. 动眼神经　　　　　C. 滑车神经
   D. 眼神经　　　　　　　　E. 展神经

4. 瞳孔散大是由于损伤了（   ）。
   A. 视神经　　　　　　　　B. 迷走神经　　　　　C. 动眼神经
   D. 三叉神经　　　　　　　E. 交感神经

5. 支配颊肌的神经是（   ）。
   A. 颊神经　　　　　　　　B. 面神经　　　　　　C. 下颌舌骨肌神经
   D. 下颌神经　　　　　　　E. 舌咽神经

6. 经过卵圆孔的结构是（   ）。
   A. 脑膜中动脉　　　　　　B. 岩大神经　　　　　C. 上颌神经
   D. 下颌神经　　　　　　　E. 面神经

7. 上颌神经通过（   ）。
   A. 棘孔　　　　　　　　　B. 卵圆孔　　　　　　C. 圆孔
   D. 破裂孔　　　　　　　　E. 茎乳孔

8. 面神经不支配（   ）。
   A. 眼轮匝肌　　　　　　　B. 颈阔肌　　　　　　C. 颊肌
   D. 口轮匝肌　　　　　　　E. 颞肌

9. 与泪腺分泌有关的神经节是（   ）。
   A. 睫状神经节　　　　　　B. 下颌下神经节　　　C. 翼腭神经节
   D. 耳神经节　　　　　　　E. 星状神经节

10. 管理舌前 2/3 味觉的神经来自（   ）。
   A. 迷走神经　　　　　　　B. 三叉神经　　　　　C. 面神经
   D. 舌咽神经　　　　　　　E. 舌下神经

11. 喉返神经管理（   ）。

A. 喉内诸肌

B. 环甲肌

C. 喉内诸肌和声门裂以下的黏膜

D. 环甲肌和声门裂以下的黏膜

E. 无以上情况

12. 声带麻痹是由于损伤了（　　）。
    A. 舌咽神经　　　　　　B. 颈交感干支　　　　　C. 喉返神经
    D. 喉上神经内支　　　　E. 副神经

13. 一侧舌下神经受损的结果是（　　）。

A. 伸舌时，舌尖偏向同侧

B. 伸舌时，舌尖偏向对侧

C. 同侧半舌的痛、温觉丧失

D. 同侧半舌的味觉丧失

E. 同侧的舌下腺分泌障碍

X 型题（有两个或两个以上正确选项）

14. 动眼神经损伤后（　　）。
    A. 伤侧瞳孔扩大　　　　B. 伤侧眼球感觉丧失　　C. 伤侧眼球转动障碍
    D. 伤侧瞳孔缩小　　　　E. 伤侧睑裂变小

15. 下列接受舌的感觉的神经是（　　）。
    A. 下颌神经的舌神经　　B. 舌下神经的舌支　　　C. 面神经的鼓索
    D. 舌咽神经的舌支　　　E. 迷走神经的咽支

16. 下列对舌咽神经的描述，正确的是（　　）。

A. 含有来自舌后 1/3 的味觉纤维

B. 为纯感觉纤维神经

C. 其主干上有两个感觉神经节

D. 管理腮腺的分泌活动

E. 由颈静脉孔出颅

17. 三叉神经分布于（　　）。
    A. 头面部皮肤　　　　　B. 角膜　　　　　　　　C. 口腔黏膜
    D. 硬脑膜　　　　　　　E. 鼻腔黏膜

18. 面神经（　　）。
    A. 为混合性神经　　　　B. 支配表情肌　　　　　C. 分布于面部皮肤
    D. 支配舌肌　　　　　　E. 管理舌前 2/3 的味觉

19. 支配唾液腺分泌的神经有（　　）。
    A. 面神经　　　　　　　B. 舌咽神经　　　　　　C. 三叉神经
    D. 舌神经　　　　　　　E. 舌下神经

20. 通过眶上裂的神经有（　　）。
    A. 动眼神经　　　　　　B. 滑车神经　　　　　　C. 眼神经
    D. 展神经　　　　　　　E. 视神经

21. 通过颈静脉孔出颅的脑神经有（　　）。
    A. 面神经 　　　　　　　　B. 舌咽神经 　　　　　　C. 迷走神经
    D. 副神经 　　　　　　　　E. 舌下神经

22. 分布于舌的神经有（　　）。
    A. 鼓索神经 　　　　　　　B. 舌神经 　　　　　　　C. 舌下神经
    D. 舌咽神经 　　　　　　　E. 喉返神经

三、填空题

1. 嗅神经由＿＿＿＿＿＿＿＿＿入颅，视神经由＿＿＿＿＿＿＿入颅。

2. 滑车神经经＿＿＿＿＿＿＿出脑，经＿＿＿＿＿＿＿＿＿进眶。

3. 12 对脑神经中与延髓相连的脑神经有＿＿＿＿＿＿＿＿＿。其中，与脑干背侧相连的脑神经是＿＿＿＿＿＿＿。

4. 面神经经＿＿＿＿＿＿＿孔出颅后，支配＿＿＿＿＿＿＿＿＿＿。

5. 支配面部表情肌的神经是＿＿＿＿＿，分布在面部的感觉神经是＿＿＿＿＿＿。

6. ＿＿＿＿＿损伤舌偏向患侧，＿＿＿＿＿＿损伤舌偏向健侧。

7. 传导舌前 2/3 味觉的神经是＿＿＿＿＿，传导舌后 1/3 味觉的神经为＿＿＿＿＿。

8. 迷走神经在腹部的主要分支有＿＿＿＿＿、＿＿＿＿＿胃前支和胃后支。

9. 副神经支配＿＿＿＿＿＿＿＿＿和＿＿＿＿＿＿＿＿。

10. 舌肌由＿＿＿＿＿神经支配，舌后 1/3 黏膜感觉由＿＿＿＿＿＿＿支配。

11. 三叉神经的三大分支分别经眶上裂、＿＿＿＿＿＿和＿＿＿＿＿出颅。

四、问答题

1. 试述面部感觉神经分布的特点。
2. 试述分布于喉的神经的名称、来源、作用。
3. 试述颈静脉孔有何神经穿过，支配舌味蕾的神经有哪些。
4. 试述分布于舌的神经的名称、性质、作用。
5. 试述分布于眼的神经的名称、性质、作用。

内脏神经

一、名词解释

1. 节前纤维　2. 白交通支　3. 牵涉性痛

二、选择题

A 型题（只有一个正确选项）

1. 交感神经的低级中枢位于（　　）。
    A. 胸 1~12 脊髓节 　　　　B. 胸 1~腰 3 脊髓节 　　　C. 骶 2~4 脊髓节
    D. 胸 1~骶 3 脊髓节 　　　E. 胸 1~骶 2 脊髓节

2. 属于交感神经节的是(　　)。
　　A. 心神经节　　　　　　　B. 下颌下神经节　　　　C. 耳神经节
　　D. 腹腔神经节　　　　　　E. 睫状神经节

3. 属于副交感神经节的是(　　)。
　　A. 螺旋神经节　　　　　　B. 膝神经节　　　　　　C. 上神经节
　　D. 睫状神经节　　　　　　E. 腹腔神经节

4. 下列关于交感神经与副交感神经区别的叙述，错误的是(　　)。
　　A. 低级中枢的部位不同
　　B. 周围神经节的位置不同
　　C. 节前神经元和节后神经元的比例不同
　　D. 交感神经分布较广，副交感神经则不如其广泛
　　E. 对同一器官的作用是互相拮抗的

X型题（有两个或两个以上的正确选项）

5. 交感神经的椎前节有(　　)。
　　A. 器官旁节　　　　　　　B. 肠系膜上神经节　　　C. 主动脉肾神经节
　　D. 器官内节　　　　　　　E. 膝状神经节

6. 属于感觉性神经节的有(　　)。
　　A. 脊神经节　　　　　　　B. 三叉神经节　　　　　C. 膝状神经节
　　D. 前庭神经节　　　　　　E. 蜗神经节

7. 下列关于内脏神经的描述，正确的是(　　)。
　　A. 主要分布于内脏、心血管和腺体
　　B. 有感觉和运动两种纤维成分
　　C. 不受人的意志控制，是不随意的，故称为自主神经
　　D. 能支配骨骼肌的运动
　　E. 调节内脏、心血管的运动和腺体的分泌

三、填空题

1. 副交感神经节区分为_____和_____两大类。
2. 交感神经节区分为_____和_____两大类。
3. 内脏的运动神经可分为_____和_____。
4. 神经节有_____和_____两大类。

四、问答题

交感神经与副交感神经有何区别?

参考答案

颈丛和臂丛

一、名词解释

1. 脊神经节：脊神经前根、后根在椎间孔处合成一条脊神经干，后根在椎间孔附近有椭圆形的膨大，称脊神经节。

2. 肋下神经：胸神经前支共 12 对，第 12 对胸神经前支位于第 12 肋下方，故名肋下神经。

二、选择题

A 型题

1. A 2. A 3. D 4. C 5. C 6. B 7. D 8. A 9. D 10. B 11. E 12. C 13. C 14. E

X 型题

15. ABCD   16. ABCE   17. BDE   18. BCE   19. ACDE   20. ABE

三、填空题

1. 前根 后根 2. 前支 后支 3. 8 5 4. 胸锁乳突肌 斜角肌 5. 肝 胆囊 6. 腋神经 副神经 7. 三角肌 小圆肌 8. 后束 肱深 9. 尺神经 桡 10. 肋弓 脐 11. 尺 正中 12. 颈丛 混合

四、问答题

1. 颈丛由颈 1~4 脊神经前支组成，位于胸锁乳突肌深面，其皮支有枕小神经、耳大神经、颈横神经和锁骨上神经，于胸锁乳突肌后缘中点附近浅出，其肌支主要为膈神经。

2. 臂丛由第 5~8 颈神经前支和大部分第 1 胸神经前支组成。穿斜角肌间隙，沿锁骨下动脉后上方，过锁骨的后方入腋窝，呈三束围绕在腋动脉周围，主要分支在锁骨上部，有胸长神经、肩胛背神经、肩胛上神经，在锁骨下部即腋窝内有胸背神经、腋神经、肌皮神经、正中神经、尺神经和桡神经。

3. 膈神经是颈丛的分支，先位于前斜角肌上端外侧，继而沿前斜角肌前面下降至肌内侧，在锁骨下动、静脉之间，经胸廓上口进入胸腔，经过肺根前方，在纵隔胸膜与心包之间下行到达膈。其运动纤维支配膈肌，感觉纤维分布于胸膜、心包及膈下面的部分腹膜。右膈神经的感觉纤维尚分布到肝、胆囊和肝外胆道的浆膜。

4. 肱骨中段骨折会出现"垂腕症"，因为桡神经在臂中段后部紧贴肱骨的桡神经沟行向外下，沿途发出肌支分布于肱三头肌、肱桡肌和桡侧腕长伸肌。其终末支——深支穿旋后肌支配前臂的伸肌。骨折后合并桡神经损伤，表现为前臂伸肌瘫痪，抬前臂时呈"垂腕"状。

腰丛和骶丛

一、名词解释

腰骶干：由第 4 腰神经前支的余部和第 5 腰神经前支合成，参与骶丛的组成。

二、选择题

A 型题

1. C　2. D　3. B　4. B　5. D　6. E　7. A　8. D　9. D

X 型题

10. BDE　11. ABD　12. BCDE　13. BCE

三、填空题

1. 前肌群　内收　2. 腓深神经　胫神经　3. 股动脉　髌下、小腿内侧面的　4. 骶丛　坐骨神经
5. 腓浅神经　腓深神经　6. 胫神经　腓总神经　7. 胫神经　腓总神经　8. 臀下神经　臀上神经
9. $L_{1\sim3}$ 前支　L_4 前支的一部分　10. 骶神经　尾神经

四、问答题

1. 腰丛由第 12 胸神经前支的一部分及第 1~3 腰神经前支、部分第 4 腰神经前支组成，位于腰大肌深面。主要分支有髂腹下神经、髂腹股沟神经、股外侧皮神经、股神经和闭孔神经。

2. 骶丛由腰 4 脊神经前支的一部分及腰 5 脊神经前支（组成腰骶干）和全部骶、尾神经前支组成，位于盆腔内，梨状肌前面。主要分支有坐骨神经、阴部神经以及臀上神经、臀下神经。

3. 梨状肌上孔有臀上神经，梨状肌下孔有臀下神经、股后皮神经、阴部神经、坐骨神经。

4. 坐骨神经是全身最长、最粗大的神经，经梨状肌下孔出盆腔后，在腘窝上方分为胫神经和腓总神经。胫神经发出肌支支配小腿后群肌和足底肌，损伤后表现为小腿后群肌无力，足不能跖屈，不能以足尖站立，内翻力弱，呈“钩状足”畸形，足底皮肤感觉障碍明显；而腓总神经自坐骨神经发出后沿股二头肌内侧走向外下，绕腓骨颈外侧向前，穿腓骨长肌分为腓浅神经和腓深神经，分布范围包括小腿前、外侧群肌，足背肌和小腿外侧、足背、趾背的皮肤。损伤后，足不能背伸，趾不能伸，足下垂内翻，呈“马蹄内翻足”畸形，行走时呈“跨阈步态”。小腿前、外侧及足背感觉障碍明显。

脑神经

一、名词解释

翼腭神经：是上颌神经向下连于翼腭神经节的小分支，穿过神经节后分布于腭、鼻腔的黏膜及腭扁桃体，传导这些区域的感觉冲动。

二、选择题

A 型题

1. B　2. E　3. B　4. C　5. B　6. D　7. C　8. E　9. C　10. C　11. E　12. C　13. A

X型题

14. ACE 15. ACD 16. ACDE 17. ABCDE 18. ABE 19. AB 20. ABCD 21. BCD 22. ABCD

三、填空题

1. 筛孔 视神经管 2. 下丘下方 眶上裂 3. Ⅸ、Ⅹ、Ⅺ、Ⅻ对脑神经 Ⅳ对脑神经 4. 茎乳孔 面部表情肌 5. 面神经 三叉神经 6. 舌下神经下运动神经元 皮质核束 7. 面神经 舌咽神经 8. 肝支 腹腔支 9. 胸锁乳突肌 斜方肌 10. 舌下神经 舌咽神经 11. 圆孔 卵圆孔

四、问答题

1. 面部的感觉由三叉神经管理，三叉神经的三大支在面部皮肤的分布区域大致以眼裂和口裂为界，即眼神经分布于眼裂以上及鼻背皮肤，上颌神经分布于眼裂和口裂之间的皮肤，下颌神经分布于口裂以下及耳颞部皮肤。

2. 喉黏膜的感觉，声门裂以上由喉上神经管理，以下由喉返神经管理；喉肌的环甲肌由喉上神经支配，其余喉肌由喉返神经支配。

3. 穿过颈静脉孔的神经有舌咽神经、迷走神经、副神经，支配舌味蕾的神经为面神经、舌咽神经。

4.

名称	性质	分布范围
三叉神经（下颌神经→舌神经）	混合性质	舌前2/3的黏膜
面神经（鼓索→舌神经）	混合性质	舌前2/3的味蕾
舌咽神经	混合性质	舌后1/3的黏膜及味蕾
舌下神经	运动性质	全部舌内肌及大部分舌外肌

5.

名称	性质	分布范围
视神经	感觉性质	视网膜
动眼神经	运动性质	上、下、内直肌，下斜肌，上睑提肌，瞳孔括约肌，睫状肌
滑车神经	运动性质	上斜肌
三叉神经	混合性质	泪腺、上睑
展神经	运动性质	外直肌
面神经	混合性质	泪腺、眼轮匝肌

内脏神经

一、名词解释

1. 节前纤维：内脏运动神经自低级中枢发出后在周围部的内脏运动神经节交换神经元，再由节内神经元发出纤维达到效应器。第一个神经元称节前神经元，胞体位于脑干和脊髓内，其轴突称节前纤维。

2. 白交通支：由脊神经发出的有髓鞘的节前纤维连于交感干神经节，呈白色，故称白交通支。

3. 牵涉性痛：当某些器官发生病变时，常在体表一定区域产生感觉过敏或痛觉的现象，称为牵涉性痛。

二、选择题

A 型题

1. B　2. D　3. D　4. E

X 型题

5. BC　6. ABCDE　7. ABCE

三、填空题

1. 器官旁节　器官壁内节　2. 椎旁神经节　椎前节　3. 交感神经　副交感神经　4. 感觉性神经节　内脏运动性神经节

四、问答题

交感神经与副交感神经的区别如下：①低级中枢的部位不同。感神经低级中枢位于脊髓胸、腰部灰质的中间外侧核，副交感神经的低级中枢位于脑干的副交感神经核和脊髓骶部骶副交感核。②周围神经节的位置不同。交感神经节位于脊柱两旁和脊柱前方，副交感神经节位于所支配的器官附近（器官旁节）和器官壁内（器官内节）。③节前神经元和节后神经元的比例不同。交感节前神经元可与许多节后神经元形成突触，而副交感节前神经元的轴突则与较少节后神经元形成突触。④分布范围不同。交感神经在周围的分布较广，副交感神经则不如交感神经广泛。⑤对同一器官所起的作用不同。交感与副交感神经对同一器官的作用是既互相拮抗又互相统一的。

（曹园园　孙丽丽）

第四章　神经系统的传导通路

【目的要求】

1. 掌握躯干、四肢的本体感觉和精细触觉的传导通路。
2. 掌握头面、躯干、四肢的痛、温觉及粗触觉的传导通路。
3. 掌握视觉传导通路及瞳孔对光反射通路及其损伤表现。
4. 掌握锥体束的组成、行程、位置、交叉及其对运动性核团的支配。
5. 熟悉骨骼肌随意运动上、下两级神经元管理的基本情况。
6. 了解听觉、平衡觉的传导通路，锥体外系的传导通路。

【标本教具】

1. 挂图：神经传导通路挂图。
2. 标本：脊髓、脑外形、脑水平切面等标本。
3. 模型：传导通路、脊髓脑干断面等模型。

【学习难点】

1. 躯干、四肢的本体感觉和精细触觉的传导通路。
2. 视觉传导通路及瞳孔对光反射通路及损伤表现。
3. 锥体束的组成、行程、位置、交叉及其对运动性核团的支配。

【学习内容】

一、感觉传导通路（三元两换一交叉）

（一）躯干、四肢意识性本体感觉（深感觉）传导通路

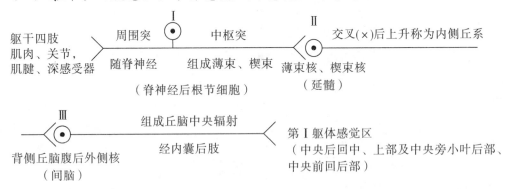

（二）躯干、四肢浅感觉传导通路

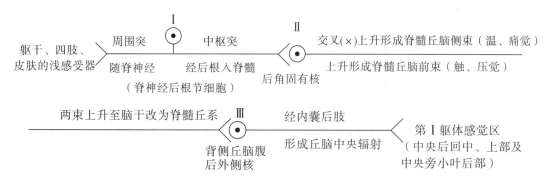

（三）头面部浅、深感觉传导通路

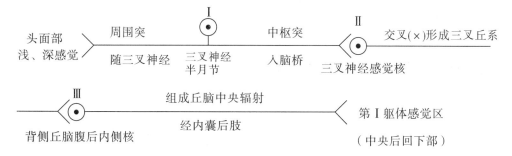

（四）视觉传导通路

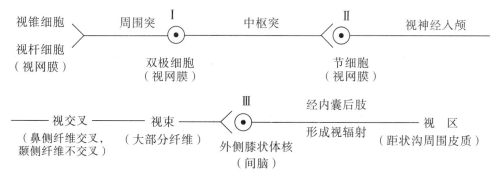

（五）瞳孔对光反射通路

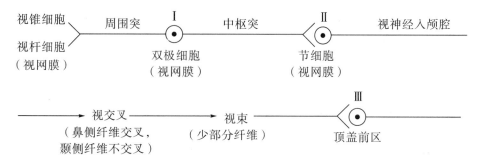

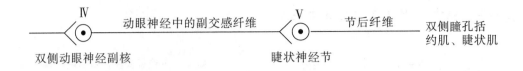

IV 双侧动眼神经副核 — 动眼神经中的副交感纤维 — V 睫状神经节 — 节后纤维 — 双侧瞳孔括约肌、睫状肌

（六）听觉传导通路

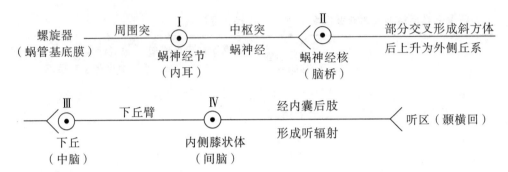

螺旋器（蜗管基底膜）— 周围突 — I 蜗神经节（内耳）— 中枢突 蜗神经 — II 蜗神经核（脑桥）— 部分交叉形成斜方体后上升为外侧丘系

III 下丘（中脑）— 下丘臂 — IV 内侧膝状体（间脑）— 经内囊后肢形成听辐射 — 听区（颞横回）

二、运动传导通路（下行传导束）

（一）皮质脊髓束（管理躯干、四肢骨骼肌运动）

（上位运动神经元）

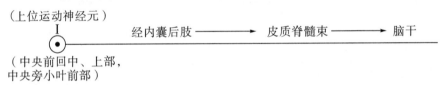

I （中央前回中、上部，中央旁小叶前部）— 经内囊后肢 → 皮质脊髓束 → 脑干

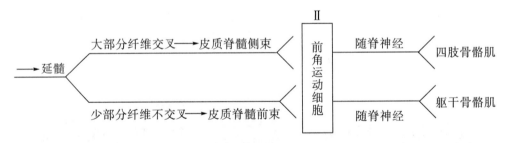

→ 延髓 — 大部分纤维交叉 → 皮质脊髓侧束 — II 前角运动细胞 — 随脊神经 — 四肢骨骼肌

少部分纤维不交叉 → 皮质脊髓前束 — 随脊神经 — 躯干骨骼肌

（二）皮质核束（管理头面部骨骼肌运动）

（上位运动神经元）

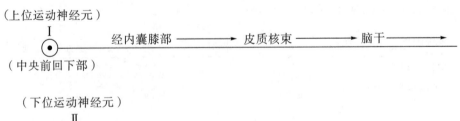

I （中央前回下部）— 经内囊膝部 → 皮质核束 → 脑干 →

（下位运动神经元）

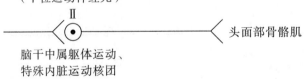

II 脑干中属躯体运动、特殊内脏运动核团 — 头面部骨骼肌

（三）锥体外系（调节骨骼肌肌张力）

皮质──→脑桥──→小脑系（六元、五换、三交叉）

主要感觉传导通路小结

传导部位及性质	一级神经元	二级神经元	三级神经元	纤维交叉部位	投射中枢
躯干四肢意识性本体觉和精细触觉	脊神经节细胞	薄束核、楔束核	丘脑腹后外侧核	延髓丘系交叉	中央后回中上部、中央旁小叶后部及中央前回后部
躯干、四肢浅、深感觉	脊神经节细胞	脊髓后角固有核	丘脑腹后外侧核	脊髓白质前连合	中央后回中上部、中央旁小叶
头面部浅、深感觉	三叉神经节	三叉神经感觉核	丘脑腹后内侧核	延髓、脑桥、中脑	中央后回下部及中央前回后部
视觉	视网膜双极细胞	视网膜节细胞	外侧膝状体	视交叉	枕叶内面距状沟周围皮质

视觉传导通路损伤后的表现

损伤部位	临床表现	左　右
一侧视神经	该眼视野全盲	●　○
视交叉中央部	双眼视野颞侧半偏盲（桶状视野）	◐　◑
视交外侧部损伤	患侧视野鼻侧半偏盲	◑　◐
一侧视束（视辐射、社区）	双眼病灶对侧视野同向性偏盲	◐　◐

测试题

一、名词解释

1. 上运动神经元　　2. 瞳孔对光反射　　3. 本体感觉

二、选择题

A 型题（只有一个正确选项）

1. 视觉传导通路中的第三级神经元是（　　　）。

　　A. 视网膜双极细胞　　　B. 视网膜感光细胞　　　C. 视网膜节细胞

　　D. 外侧膝状体神经元细胞　　E. 内侧膝状体

2. 与瞳孔对光反射有关的是（　　　）。

　　A. 瞳孔开大肌肉　　　　B. 瞳孔括约肌　　　　　C. 眼神经

　　D. 距状沟上、下区　　　E. 眼外肌

3. 下列发出纤维组成视辐射的结构是（　　　）。

　　A. 内侧膝状体　　　　　B. 外侧膝状体　　　　　C. 视神经

　　D. 双极细胞　　　　　　E. 视网膜

4. 听觉传导通路中的第三级神经元位于（　　　）。

    A. 上丘　　　　　　　　B. 内侧膝状体　　　　　　C. 下丘

    D. 蜗神经节　　　　　　E. 脊髓前角

5. 听觉感受器位于(　　)。

    A. 球囊斑　　　　　　　B. 内耳螺旋器　　　　　　C. 椭圆囊斑

    D. 膜迷路　　　　　　　E. 壶腹嵴

6. 下列各项中不属于核下瘫的表现的是(　　)。

    A. 深反射消失　　　　　B. 出现病理反射　　　　　C. 肌张力降低

    D. 浅反射消失　　　　　E. 肌张力正常

7. 一侧视神经损伤时(　　)。

    A. 光照患侧瞳孔，患侧瞳孔对光反射存在

    B. 光照健侧瞳孔，患侧瞳孔对光反射不存在

    C. 光照患侧瞳孔，两侧瞳孔对光反射存在

    D. 光照健侧瞳孔，两侧瞳孔对光反射均存在

    E. 光照两侧瞳孔，两侧对光反射均不存在

8. 一侧动眼神经损伤时(　　)。

    A. 光照患侧瞳孔患侧对光反射存在

    B. 光照健侧瞳孔患侧对光反射存在

    C. 光照两侧瞳孔患侧对光反射均不存在

    D. 光照健侧瞳孔患侧对光反射存在

    E. 光照两侧瞳孔两侧对光发射均不存在

9. 躯干和四肢意识性本体感觉传导通路中的第二级神经元胞体在(　　)。

    A. 薄束核和楔束核　　　B. 楔束核　　　　　　　　C. 栓状核

    D. 黑质　　　　　　　　E. 丘脑腹后内侧核

10. 头面部触压觉的传导通路中，第二级神经元是(　　)。

    A. 三叉神经中脑核

    B. 三叉神经运动核

    C. 三叉神经脑桥核

    D. 三叉神经节细胞

    E. 室旁核

X 型题（有两个或两个以上的正确选项）

11. 一侧皮质核束(　　)。

    A. 支配双侧动眼神经运动核

    B. 支配一侧滑车神经核

    C. 支配双侧展神经核

    D. 支配一侧面神经核

    E. 支配双侧疑核

12. 一侧面神经下运动神经元受损时(　　)。

    A. 病灶侧所有面肌瘫痪　B. 额部横纹消失　　　　　C. 不能闭眼

    D. 口角下垂　　　　　　E. 鼻唇沟消失

13. 属于瞳孔对光反射通路的结构是（　　）。
    A. 视网膜　　　　　　　B. 上丘臂　　　　　　　C. 顶盖前区
    D. 动眼神经　　　　　　E. 睫状神经节

14. 视觉传导通路中的三级神经元包括（　　）。
    A. 视杆细胞　　　　　　B. 视锥细胞　　　　　　C. 视网膜双极细胞
    D. 视网膜节细胞　　　　E. 外侧膝状体

三、填空题

1. 躯干和四肢的浅感觉传导通路由三级神经元组成。第一级神经元位于_____，第二级神经元位于_____。

2. 躯体、四肢的意识性本体感觉传导通路由_____级神经元组成，第一级神经元位于_____。

3. 听觉传导通路的第二级神经元是_____，第三级神经元是_____。

4. 核上瘫时的表现：肌张力_____，深反射_____，出现病理反射。

5. 一侧面神经损伤时的表现：额纹_____，眼不能闭，口角下垂，鼻唇沟_____。

四、问答题

1. 试述躯干、四肢痛觉和温度觉的传导通路。

2. 视觉传导通路如何？一侧视神经、视交叉中央部、视束受损后分别导致哪些视野变化（视野缺损）？

3. 躯干、四肢的精细触觉的传导通路如何？

4. 简述瞳孔对光反射的神经通路。

参考答案

一、名词解释

1. 上运动神经元：在组成锥体系的神经元中，胞体位于中央前回和中央旁小叶前部的巨型锥体细胞和其他类型的锥体细胞，称为上运动神经元。

2. 瞳孔对光反射：光照一侧瞳孔，引起双侧瞳孔缩小的反应称为瞳孔对光反射。光照一侧的反应为直接对光反射，未照射一侧的反应为间接对光反射。

3. 本体感觉：本体感觉是指肌、腱、关节等运动器官本身在不同状态（运动或静止）时产生的感觉（例如，人在闭眼时能感知身体各部位的位置），又称深感觉。

二、选择题

A 型题

1. D　2. B　3. B　4. C　5. B　6. B　7. D　8. C　9. A　10. C

X 型题

11. ACE　12. ABCDE　13. ABCDE　14. CDE

三、填空题

1. 脊神经节　脊髓灰质Ⅰ、Ⅳ到Ⅶ层细胞　2. 三　脊神经节　3. 蜗神经腹侧核和背侧核　下丘
4. 增强　亢进　5. 消失　消失

四、回答题

1. 躯干、四肢的痛觉和温觉传导通路由三级神经元组成。第一级神经元是脊神经节细胞,第二级神经元是脊髓灰质后角细胞(即Ⅰ、Ⅳ、Ⅶ层内细胞),其发出的二级纤维越过中线形成对侧的脊髓丘脑束上行,终止于第三级神经元,即背侧丘脑腹后外侧核,由此核发出的纤维经内囊后肢投射到中央后回和中央旁小叶后部。

2. 视觉传导通路由三级神经元组成。第一级神经元是视网膜内的双极神经元;第二级神经元是视网膜内的节细胞,由节细胞发出的纤维在眼球后方构成视神经,经视神经管入颅。在视交叉处,来自两眼视网膜鼻侧半的纤维左右交叉,两眼鼻侧半交叉后的纤维和颞侧半不交叉的纤维构成左、右侧视束,即各侧视束内含有同侧眼颞侧半和对侧眼鼻侧半的视网膜的纤维,并终止于第三级神经元即外侧膝状体,由外侧膝状体发出的纤维形成视辐射,经内囊后肢投射到视觉中枢,即距状沟两侧的皮质。一侧视神经损伤,导致患侧视野全盲;视交叉中央部损伤,两眼颞侧视野偏盲;视束损伤,同侧鼻侧半、对侧颞侧半视野偏盲。

3. 躯干和四肢的意识性本体感觉和精细触觉由同一传导通路传导,由三级神经元组成。第一级神经元位于脊神经节内,其中枢突由后根进入脊髓,在同侧脊髓后索上行形成薄束和楔束,向上终止于延髓的薄束核和楔束核(即第二级神经元),此发出二级纤维越过中线形成内侧丘系交叉,交叉后的纤维转折上行称为内侧丘系。内侧丘系终止于背侧丘脑腹后外侧核(即第三级神经元),由此核发出纤维经内囊后肢投射到中央后回和中央旁小叶后部。

4. 瞳孔对光反射的通路为:视网膜→视神经→视交叉→两侧视束→上丘臂→顶盖前区→两侧动眼神经副核→动眼神经→睫状神经节→节后纤维→瞳孔括约肌收缩→两侧瞳孔缩小。

(曹园园　呆　云)

第五章　脑和脊髓的被膜、血管及脑脊液循环

【目的要求】

1. 掌握脑和脊髓的被膜及其间隙、交通情况。
2. 掌握颈内动脉、椎－基底动脉的行径及主要分支分布。
3. 掌握大脑动脉环的组成、位置及其机能意义。
4. 掌握脑脊液的产生、循环途径和作用。
5. 掌握硬膜外隙、蛛网膜下隙的位置、内容物及其临床意义。
6. 熟悉硬脑膜的组成特点、形成的结构，小脑延髓池、终池的位置及其临床意义。
7. 熟悉硬脑膜静脉窦的名称及血液回流。
8. 了解脑的静脉，脊髓的血液供应来源。
9. 了解血－脑屏障的组成及其临床意义。

【标本教具】

1. 神经系统挂图。
2. 硬脑膜标本。
3. 离体脊髓标本和在椎管内原位置的脊髓标本。
4. 脑血管模型、标本。
5. 去顶骨的颅底内观标本。

【学习难点】

1. 硬脑膜的组成特点、形成的结构。
2. 颈内动脉的行径及主要分支分布。
3. 椎－基底动脉的行径、分布范围。

【学习内容】

一、脑和脊髓的被膜及其形成的结构

1. 脑和脊髓的被膜：

脑或脊髓的被膜（外→内）	脑的被膜	脊髓的被膜
硬膜	硬脑膜	硬脊膜
蛛网膜	蛛网膜	蛛网膜
软膜	软脑膜	软脊膜

2. 三层被膜之间形成的间隙：

3个间隙 {

硬膜外隙：硬脊膜与椎管内面骨膜之间的间隙，内有脂肪、淋巴管、静脉，略成负压

硬膜下隙：硬脊膜与脊蛛网膜之间的潜在间隙

蛛网膜下隙：脊蛛网膜与软脊膜之间的间隙，其内充满脑脊液

}

3. 硬脑膜窦之间的血液流向：

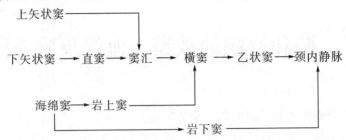

二、脑和脊髓的血管

1. 脑的动脉：

来源 { 颈内动脉：供应端脑前 2/3 与间脑前部
椎动脉：供应端脑后 1/3、脑干、小脑和间脑后部

分类 { 皮质支：营养脑皮质及其深面的髓质
中央支：营养深部脑髓质、基底核、内囊和间脑等

颈内动脉的分支 { 大脑前动脉、眼动脉
前交通动脉
大脑中动脉
脉络丛前动脉
后交通动脉

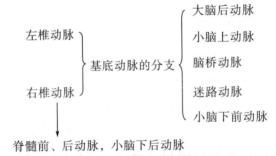

2. 大脑动脉环（Willis 环）：

组成（5 个部分）：前交通动脉、两侧大脑前动脉起始段、两侧颈内动脉末端、两侧后交通动脉、两侧大脑后动脉起始段。

位置：脑底下方，蝶鞍上方，围绕在视交叉、灰结节及乳头体周围。

作用：调节两侧大脑半球的血流量和压力，使脑组织得到均衡的血供。

3. 脑的静脉特点：

（1）脑静脉不与脑动脉伴行。

（2）分浅、深两组注入硬脑膜窦。

4. 脊髓的动脉来源于脊髓前、后动脉及根动脉。

三、脑脊液的产生部位及循环途径

脑脊液：由各脑室脉络<u>丛</u>产生。

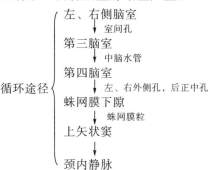

循环途径
- 左、右侧脑室
  - ↓ 室间孔
- 第三脑室
  - ↓ 中脑水管
- 第四脑室
  - ↓ 左、右外侧孔，后正中孔
- 蛛网膜下隙
  - ↓ 蛛网膜粒
- 上矢状窦
  - ↓
- 颈内静脉

测试题

一、名词解释

1. 蛛网膜下隙　　2. 大脑动脉环（Willis 环）　　3. 硬膜外隙
4. 脉络<u>丛</u>　　　5. 蛛网膜粒

二、选择题

A 型题（只有一个正确选项）

1. 脊髓的被膜由内向外依次为（　　）。
   A. 硬脊膜、软脊膜、蛛网膜
   B. 软脊膜、硬脊膜、蛛网膜
   C. 软脊膜、蛛网膜、硬脊膜
   D. 蛛网膜、软脊膜、硬脊膜
   E. 以上均不是

2. 下列关于硬膜外隙的说法，错误的是（　　）。
   A. 有脊神经根通过　　　　B. 呈负压状态　　　　C. 与颅内相通
   D. 内含静脉<u>丛</u>　　　　　E. 与脑脊液循环无关

3. 硬脑膜构成的结构不包括（　　）。
   A. 大脑镰　　　　　　　　B. 小脑幕　　　　　　C. 鞍膈
   D. 硬脑膜窦　　　　　　　E. 胼胝体

4. 下列各结构中，经过海绵窦内的是（　　）。
   A. 嗅神经　　　　　　　　B. 视神经　　　　　　C. 展神经
   D. 舌下神经　　　　　　　E. 面神经

5. 下列关于硬脑膜的描述，正确的是（　　）。
   A. 颅顶骨折出血时，血液易向颅内扩散
   B. 脑和脊髓的硬膜外隙互通

C. 硬脑膜的内、外两层伸入两大脑半球之间形成大脑镰

D. 硬脑膜与颅底骨之间容易分开

E. 以上都不正确

6. 下列关于蛛网膜的描述，错误的是(　　)。

    A. 位于脑和脊髓的硬膜和软膜之间

    B. 薄而透明，柔软并富有弹性

    C. 有血管和神经分布

    D. 蛛网膜与软脑膜之间的间隙为蛛网膜下隙

    E. 脑蛛网膜突入硬脑膜窦内形成蛛网膜粒

7. 营养脑的血管有(　　)。

    A. 椎动脉和颈内动脉　　　　B. 颈内动脉和颈外动脉

    C. 椎动脉和颈外动脉　　　　D. 锁骨下动脉和椎动脉

    E. 冠状动脉

8. 颈内动脉主要供应(　　)。

    A. 小脑　　　　　　B. 大脑半球前上 2/3　　　　C. 大脑半球后下 1/3

    D. 脑干　　　　　　E. 以上均不是

9. 脊髓的血供来源不包括(　　)。

    A. 脊髓前动脉　　　　B. 节段性动脉　　　　C. 腰动脉

    D. 脊髓后动脉　　　　E. 前交通动脉

10. 硬膜外隙位于(　　)。

    A. 硬脊膜与软脊膜之间

    B. 硬脊膜与蛛网膜之间

    C. 硬脊膜与椎管内面骨膜之间

    D. 硬脊膜与椎骨间

    E. 软脑膜与软脊膜之间

11. 硬膜下隙(　　)。

    A. 位于硬脊膜与蛛网膜之间

    B. 位于蛛网膜与软脊膜之间

    C. 位于硬脊膜的外面

    D. 在蛛网膜的内面

    E. 硬脑膜与硬脊膜之间

12. 临床上进行腰穿是将针头刺入(　　)。

    A. 硬膜外隙　　　　　　B. 硬膜下隙　　　　　　C. 蛛网膜下隙

    D. 马尾　　　　　　　　E. 以上都不对

13. 脑脊液的循环不经过(　　)。

    A. 硬膜外隙　　　　　　B. 蛛网膜下隙　　　　　　C. 蛛网膜粒

    D. 第三脑室　　　　　　E. 第四脑室

14. 下列关于硬脑膜的描述正确的是(　　)。

    A. 硬脑膜位于颅骨的外面

B. 硬脑膜的内层即是颅骨的内骨膜

C. 颅底骨折时硬脑膜易撕裂而致脑脊液外漏

D. 硬脑膜与颅盖骨连结紧密

E. 硬脑膜包裹颅骨的内板及外板

15. 直接汇入颈内静脉的结构是（   ）。

    A. 横窦　　　　　　　B. 乙状窦　　　　　　C. 直窦

    D. 上矢状窦　　　　　E. 下矢状窦

16. 基底动脉的分支不包括（   ）。

    A. 大脑后动脉　　　　B. 大脑中动脉　　　　C. 小脑上动脉

    D. 迷路动脉　　　　　E. 小脑下前动脉

17. 下列关于大脑中动脉的描述，不正确的是（   ）。

    A. 可视为颈内动脉的直接延续

    B. 营养大脑半球上外侧面顶枕沟以前的大部分和岛叶

    C. 翼点内面有脑膜中动脉前支走行

    D. 又名"易出血动脉"

    E. 是由眼动脉直接分出的小支

X 型题（有两个或两个以上的正确选项）

18. 脑脊液的产生部位在（   ）。

    A. 颈内动脉　　　　　B. 脉络丛　　　　　　C. 上矢状窦

    D. 颈内静脉　　　　　E. 蛛网膜

19. 下列关于硬膜外隙的说法，正确的是（   ）。

    A. 位于硬脊膜与椎管内面的骨膜之间

    B. 内有脂肪、淋巴管、静脉丛

    C. 硬膜外隙为负压

    D. 硬膜外隙为正压

    E. 内含脑脊液

20. 海绵窦内穿过的神经有（   ）。

    A. 展神经　　　　　　B. 动眼神经　　　　　C. 滑车神经

    D. 眼神经　　　　　　E. 上颌神经

21. 下列关于脑脊液的描述，正确的是（   ）。

    A. 仅循环于脑室内　　B. 相当于外周组织中的淋巴

    C. 有维持颅内压的作用　　D. 最后回流入颈内静脉

    E. 为无色清亮的液体

22. 下列参与构成大脑动脉环的结构是（   ）。

    A. 大脑前动脉　　　　B. 大脑后动脉　　　　C. 大脑中动脉

    D. 前交通动脉　　　　E. 后交通动脉

23. 脊髓的蛛网膜下隙内含有（   ）。

    A. 血管　　　　　　　B. 蛛网膜粒　　　　　C. 脑脊液

    D. 脊神经根　　　　　E. 淋巴管

24. 关于蛛网膜下隙，下列说法中正确的是( )。
    A. 与第四脑室相通
    B. 脑和脊髓的蛛网膜下隙相通
    C. 小脑延髓池属蛛网膜下隙的一部分
    D. 其内循环着脑脊液
    E. 有脊神经通过
25. 关于硬脑膜窦，下列说法中正确的是( )。
    A. 下矢状窦直接注入窦汇
    B. 海绵窦位于蝶鞍两侧
    C. 海绵窦内有上颌神经通过
    D. 窦汇是上矢状窦、直窦、横窦的交汇处
    E. 直窦向后连于窦汇
26. 脑的屏障包括( )。
    A. 血－脑屏障   B. 气－血屏障   C. 血－脑脊液屏障
    D. 脑脊液－脑屏障   E. 脑－脑屏障
27. 颈内动脉的分支包括( )。
    A. 眼动脉   B. 大脑前动脉   C. 大脑中动脉
    D. 大脑后动脉   E. 脉络丛前动脉

三、填空题

1. 脑脊液由_____产生，自侧脑室经室间孔进入_____。
2. 伸入两大脑半球之间的硬脑膜叫_____，伸入脑半球枕叶与小脑之间的硬脑膜叫_____。
3. 脑的动脉来源于_____和_____。
4. 脑和脊髓被膜自内向外分别为_____、_____和硬膜三层。
5. 蛛网膜下腔是_____和_____之间的腔隙，内含脑脊液。
6. 脊髓的硬膜外腔是_____和_____之间的间隙，临床上常在此施行硬膜外麻醉。
7. 大脑动脉环由大脑前动脉起始段、前交通动脉、_____、两侧大脑后动脉和_____构成。
8. 第四脑室位于_____、_____和小脑之间。
9. 脑脊液经第四脑室的正中孔和侧孔注入_____，再经_____渗透到硬脑膜窦。
10. 硬脑膜窦中的横窦直接接受_____和_____的血液回流。
11. 硬脑膜窦中的下矢状窦依次经过直窦、_____、横窦和_____后直接注入颈内静脉。
12. 颈内动脉起自于_____，按其行程分为_____段。
13. 颈内动脉的_____和前床突上部合称为_____，是动脉硬化的好发部位。
14. 椎动脉供血范围包括大脑半球后1/3及部分_____、脑干和_____。

15. 脊髓动脉的两个来源是_____和_____。

16. 脑屏障包括血－脑屏障、_____和_____三部分。

17. 脑脊液循环发生阻塞可导致_____，使脑组织受压移位，甚至形成_____而危及生命。

四、问答题

1. 腰椎穿刺经何处最适宜？硬膜外隙麻醉和腰穿麻醉在解剖学上有何不同？

2. 硬脑膜形成的结构有哪些？硬脑膜窦有何结构特点？

3. 脑和脊髓的被膜由内向外有哪几层？硬膜外麻醉时，麻醉药注入何处？药液是否会直接进入颅腔？

4. 大脑动脉环由哪些动脉组成？它位于何处？有何功能意义？

5. 试述脑脊液的产生、循环和回流。

参考答案

一、名词解释

1. 蛛网膜下隙：位于蛛网膜与软脊膜之间的腔隙称为蛛网膜下隙，又称蛛网膜下腔，其中充满脑脊液。是临床上成人腰椎穿刺术抽取脑脊液或注入药物的部位。

2. 大脑动脉环（Willis环）：大脑动脉环又称脑基底动脉环（Willis环），由大脑前动脉、前交通动脉、颈内动脉、后交通动脉和大脑后动脉互相吻合而成。当构成此环的某一动脉血流减少或被阻断时，通过大脑动脉环可在一定程度上使血液得以重新分配和代偿，以维持脑的营养供应和机能活动。

3. 硬膜外隙：硬脊膜与椎管内面骨膜之间的窄腔称硬膜外隙，又称硬膜外腔，其内有脊神经根、静脉丛和少量脂肪组织，是临床上硬膜外麻醉注入药物的部位。

4. 脉络丛：在脑室内的一定部位，部分血管反复分支形成毛细血管丛与软脑膜、室管膜上皮一起突入脑室内，称脉络丛，产生脑脊液。

5. 蛛网膜粒：脑的蛛网膜在上矢状窦处，突入窦内形成的一些小颗粒状突起称为蛛网膜粒，是脑脊液渗入静脉窦的主要结构。

二、选择题

A型题

1. C　2. C　3. E　4. C　5. E　6. C　7. A　8. B　9. E　10. C　11. A　12. C　13. A　14. C　15. B　16. B　17. E

X型题

18. BE　19. ABC　20. ABCDE　21. BCDE　22. ABDE　23. AC　24. ABCD　25. BCDE　26. ACD　27. ABCE

三、填空题

1. 各脑室脉络丛　第三脑室　2. 大脑镰　小脑幕　3. 颈内动脉　椎动脉　4. 软膜　蛛网膜　5. 蛛网膜　软膜　6. 硬脊膜　椎管内骨膜　7. 两侧颈内动脉　后交通动脉　8. 延髓　脑桥　9. 蛛网膜下隙　蛛网膜粒　10. 窦汇　岩上窦　11. 窦汇　乙状窦　12. 颈总动脉　四　13. 海绵窦部

虹吸部　14. 间脑　小脑　15. 椎动脉　节段性动脉　16. 血－脑脊液屏障　脑脊液－脑屏障　17. 颅内压升高　脑疝

四、问答题

1. 临床上常在第 3、4 或第 4、5 腰椎之间进行穿刺，以抽取脑脊液或注入麻醉药物而不至于伤及脊髓。硬膜外隙麻醉时将麻醉药物注射入硬膜与椎管内面骨膜之间的疏松间隙，因其间有脊神经根经过而阻滞神经的传导；又因该间隙中无脑脊液从而限制了麻醉药物的自由扩散，可产生节段性阻滞。腰穿麻醉时将麻醉药物注入脊髓的蛛网膜下隙，即蛛网膜和软脊膜之间充满脑脊液的空隙，该间隙较为宽阔，麻醉药物可随着体位的变化而使麻醉平面发生改变。

2. 硬脑膜形成的特殊结构有：大脑镰、小脑幕、鞍膈。其形成的硬脑膜窦有：上矢状窦、下矢状窦、直窦、横窦、乙状窦、海绵窦、岩上窦和岩下窦等结构。硬脑膜窦是由硬脑膜的两层在某些部位分开而形成的，内面衬覆以内皮细胞，其内含静脉血，窦壁无平滑肌，不能收缩，故损伤时出血难止，容易形成颅内血肿。

3. 脑和脊髓的被膜由内向外有三层：软膜、蛛网膜和硬膜。硬膜外麻醉时，麻醉药注入硬膜与椎管内面的骨膜之间的疏松间隙，因其间有脊神经的神经根经过从而可阻滞神经的传导；又因该间隙中无脑脊液从而限制了麻醉药的自由扩散，可产生节段性阻滞。药液不能直接进入颅腔，因为硬脊膜的上端附着于枕骨大孔边缘后与硬脑膜相延续。

4. 大脑动脉环由两侧的大脑前动脉起始段、两侧颈内动脉末段、两侧大脑后动脉借前交通动脉和后交通动脉连通而成。位于颅底下方，蝶鞍上方，环绕在视交叉、灰结节及乳头体周围。此环使两侧颈内动脉系与椎－基底动脉系相互交通，当此环的某一处发育不良或被阻断时，可在一定程度上通过大脑动脉环使血液重新分配和代偿，以维持脑的血液供应。不正常的动脉环容易出现动脉瘤。

5. 脑脊液主要由脑室的脉络丛产生，其循环途径：左、右侧脑室脉络丛→室间孔→第三脑室→中脑水管→第四脑室→第四脑室正中孔和外侧孔→蛛网膜下隙→上矢状窦→颈内静脉。

（李　清　孙德鹏）

第六篇　内分泌系统

【目的要求】

1. 掌握垂体、甲状腺、甲状旁腺、肾上腺、松果体的形态、位置及其分泌的激素的名称、作用。

2. 熟悉内分泌系统的结构特点、分类和激素功能。

3. 了解胰岛、胸腺、生殖腺所产生的激素和作用。

【标本教具】

1. 内分泌系统挂图。

2. 新生儿内分泌器官标本。

3. 成人甲状腺、松果体、胰、生殖腺、肾上腺标本。

【学习难点】

1. 垂体的形态、位置和分叶。

2. 甲状腺、甲状旁腺的形态和位置。

【学习内容】

1. 总论：内分泌器官、内分泌系统的组成和功能。

2. 人体内的内分泌腺：

名称		合成和分泌的激素
松果体		褪黑素
垂体	腺垂体	生长激素、催乳素、促激素等
	神经垂体	血管升压素（抗利尿激素）、缩宫素（储存不分泌）
甲状腺		甲状腺激素、降钙素
甲状旁腺		甲状旁腺素
肾上腺		盐皮质激素、糖皮质激素、性激素、肾上腺素、去甲肾上腺素

测试题

一、名词解释

1. 内分泌系统（Endocrine system）　2. 激素（Hormones）　3. 甲状腺峡（Isthmus of thyroid gland）　4. 甲状腺真被膜

二、选择题

A 型题（只有一个正确选项）

1. 关于内分泌腺，下列描述错误的是（　　）。

    A. 内分泌腺无导管

    B. 合成和分泌激素

    C. 内分泌腺可分为两大类

    D. 内分泌腺与外分泌腺完全不同

    E. 垂体不属于内分泌腺

2. 下列不属于内分泌腺的是（　　）。

    A. 垂体　　　　　　　　B. 松果体　　　　　　C. 甲状腺

    D. 肾上腺　　　　　　　E. 十二指肠

3. 成人的"脑砂"是（　　）。

    A. 退化的松果体　　　　B. 松果体　　　　　　C. 垂体

    D. 甲状腺　　　　　　　E. 甲状旁腺

4. 垂体后叶由（　　）构成。

    A. 腺垂体和神经垂体　　B. 中间部和神经部　　C. 远侧部和结节部

    D. 中间部和腺垂体　　　E. 神经和神经垂体

5. 产生雄激素和精子的器官是（　　）。

    A. 卵巢　　　　　　　　B. 睾丸　　　　　　　C. 前列腺

    D. 精囊　　　　　　　　E. 前庭大腺

6. 腺垂体不分泌（　　）。

    A. 生长激素　　　　　　B. 催乳素　　　　　　C. 催产素

    D. 黑色素细胞刺激素　　E. 促激素

7. 垂体位于（　　）。

    A. 颅底的枕骨大孔两侧　B. 颅底的外面　　　　C. 第三脑室内

    D. 小脑延髓池内　　　　E. 颅底蝶鞍垂体窝内

8. 在垂体的分部中由神经部和漏斗部构成的结构是（　　）。

    A. 腺垂体　　　　　　　B. 神经垂体　　　　　C. 垂体前叶

    D. 垂体后叶　　　　　　E. 垂体中间部

9. 甲状腺真被膜（　　）。

    A. 为甲状腺的外层被膜　B. 为甲状腺的内层被膜　C. 临床上称为外科囊

    D. 又称为甲状腺鞘　　　E. 构成悬韧带

X 型题（有两个或两个以上的正确选项）

10. 不属于内分泌腺的是（　　）。

    A. 前列腺　　　　　　　B. 附睾　　　　　　　C. 甲状旁腺

    D. 精囊　　　　　　　　E. 前庭大腺

11. 下列关于垂体的描述，正确的是（　　）。

    A. 可分为神经垂体和腺垂体两个部分

B.　神经垂体不合成激素

C.　位于垂体窝内

D.　借漏斗连于下丘脑

E.　腺垂体分泌褪黑激素

12. 甲状腺从形态上包括（　　）。

A.　左侧叶 B.　右侧叶 C.　甲状腺峡

D.　上叶 E.　尾状叶

13. 雌激素的作用是（　　）。

A.　刺激子宫生长发育 B.　刺激阴道生长发育

C.　促进乳腺的生长发育 D.　维持男性第二性征

E.　维持女性第二性征

14. 关于甲状腺的被膜，下列说法正确的是（　　）。

A.　有三层被膜 B.　内层被膜为纤维囊

C.　纤维囊又称为真被膜 D.　中层为脂肪囊

E.　外层为甲状腺鞘或假被膜

15. 肾上腺分泌的激素包括（　　）。

A.　盐皮质激素

B.　糖皮质激素

C.　胰岛素和肾上腺素

D.　血管升压素和去甲肾上腺素

E.　性激素

16. 甲状旁腺的功能是（　　）。

A.　调节内脏平滑肌的活动

B.　影响性行为和副性特征

C.　调节钙磷代谢

D.　降低血糖浓度

E.　维持血钙平衡

17. 下列属于内分泌系统产生生物学作用而参与调节的机体各器官的活动有（　　）。

A.　新陈代谢 B.　生长发育 C.　生殖活动

D.　保持机体内环境平衡 E.　维持机体内环境稳定

18. 缩宫素（催产素）的功能主要有（　　）。

A.　促进子宫收缩 B.　作用与肾的作用相同 C.　减少尿液的排出

D.　维持血钙水平 E.　促进乳腺的泌乳

三、填空题

1. 内分泌腺包括＿＿＿＿＿＿、＿＿＿＿＿＿＿、胸腺、甲状旁腺、松果体和肾上腺。

2. 甲状腺从形态上看由左右两个＿＿＿＿＿＿和中部的＿＿＿＿＿＿＿组成。

3. 甲状腺的峡多位于＿＿＿＿＿＿＿至＿＿＿＿＿＿＿气管软骨的前方。

4. 胰岛分泌＿＿＿＿＿＿＿＿＿，主要调节＿＿＿＿＿＿＿。

5. 胰岛分泌不足则患_____；卵巢分泌的激素为_____，可维持女性的第二性征。

6. 卵巢产生的_____与男性睾丸产生的_____结合是人类生殖的物质基础。

7. 甲状腺分泌_____，主要调节机体_____。

8. 甲状旁腺的功能是调节_____、维持_____。

9. 肾上腺由_____和_____两部分组成。

10. 肾上腺的动脉来源：由_____发出的肾上腺中动脉，由膈下动脉发出的肾上腺上动脉，由_____发出的肾上腺下动脉。

11. 内分泌器官产生的分泌物称_____，经_____运送至全身特定的器官。

12. 神经垂体（垂体后叶）释放的血管升压素（抗利尿激素）和缩宫素（催产素），实际上是下丘脑的_____核和_____核分泌的。

四、问答题

1. 试述甲状腺的位置、分叶及被膜。
2. 描述垂体的位置及分部。

参考答案

一、名词解释

1. 内分泌系统：是神经系统以外的一个重要调节系统，可分为弥散神经内分泌系统和固有内分泌系统，它将体液性的信息物质传递到全身各细胞，发挥其对远处和相近的靶细胞的生物作用，参与调节机体各器官的新陈代谢、生长发育和生殖等活动。

2. 激素：是由内分泌腺或散在的内分泌细胞分泌的高效能生物活性物质，经过组织液或血液传递而发挥其调节作用。

3. 甲状腺峡：是位于第2～4气管软骨环前方，连接甲状腺左、右两个侧叶的部分。

4. 甲状腺真被膜：是甲状腺两层被膜中的内层被膜，临床上称其为真被膜，其包裹甲状腺表面，并伴随血管和神经伸入腺体实质，将腺体分为若干大小不等的小叶。

二、选择题

A 型题

1. E 2. E 3. A 4. B 5. B 6. C 7. E 8. B 9. B

X 型题

10. ABDE 11. ABCD 12. ABC 13. ABCE 14. BCE 15. ABE 16. CE 17. ABCDE
18. AE

三、填空题

1. 脑垂体 甲状腺 2. 侧叶 峡 3. 第2 第4 4. 胰岛素 血糖浓度 5. 糖尿病 雌激素
6. 卵子 精子 7. 甲状腺激素 基础代谢 8. 钙磷代谢 血钙平衡 9. 皮质 髓质 10. 腹主动脉
肾动脉 11. 激素 血液 12. 视上 室旁

四、问答题

1. 甲状腺位于喉下部、气管上部的两侧和前面，是人体最大的内分泌腺，外形略呈"H"形，由左右两个甲状腺侧叶及中间的甲状腺峡构成。甲状腺有两层被膜：气管前筋膜包绕甲状腺形成甲状腺鞘，称为甲状腺假被膜；甲状腺自身的外膜伸入腺实质内，将腺体分为若干小叶，即纤维囊，称甲状腺真被膜。

2. 垂体是不成对的内分泌器官，位于颅中窝蝶骨体上面的垂体窝内，呈椭圆形，垂体可分为前部的腺垂体（垂体前叶）和后部的神经垂体（垂体后叶）。

（李　清　黄　微）